Reshma Sattar

Anticorpos do recetor de TSH no cancro da mama

Reshma Sattar

Anticorpos do recetor de TSH no cancro da mama

Estudo de investigação para a prática cirúrgica moderna

ScienciaScripts

Imprint

Any brand names and product names mentioned in this book are subject to trademark, brand or patent protection and are trademarks or registered trademarks of their respective holders. The use of brand names, product names, common names, trade names, product descriptions etc. even without a particular marking in this work is in no way to be construed to mean that such names may be regarded as unrestricted in respect of trademark and brand protection legislation and could thus be used by anyone.

Cover image: www.ingimage.com

This book is a translation from the original published under ISBN 978-620-2-07732-3.

Publisher:
Sciencia Scripts
is a trademark of
Dodo Books Indian Ocean Ltd. and OmniScriptum S.R.L publishing group

120 High Road, East Finchley, London, N2 9ED, United Kingdom
Str. Armeneasca 28/1, office 1, Chisinau MD-2012, Republic of Moldova, Europe
Printed at: see last page
ISBN: 978-620-7-95711-8

I   Dedico este livro ao meu querido pai, Sr. B.A.Sattar

Conteúdo

RECONHECIMENTO

Estou grato aos meus pais, **Sr. SATTAR e Sra. AMUDHA,** pelo seu extraordinário apoio moral e pelo financiamento deste projeto.

Agradeço ao **Prof. Dr. EZHILRAJAN, M.S.,** por ter arranjado instalações de ensaio.

Tenho o prazer de agradecer ao **Dr. KUMANAN, M.S.,FAADO & Dr. PREMA, M.S.,DNB.,** pelo seu apoio moral e esforço na recolha de amostras durante este estudo.

Gostaria de agradecer ao **Dr. UDHAY,** por me ter ajudado na recolha de amostras durante este estudo.

Agradeço ao **Dr. PORCHELVAN,** professor de Bio-Estatística do Saveetha Medical College and Hospital, por me ter ajudado na análise estatística.

Estou grato ao **Prof. Dr. T. GUNASAGARAN, M.S, M.Ch, FRCS,** Reitor do Saveetha Medical College and Hospital, Chennai, por me ter permitido realizar este estudo e pelo seu apoio moral.

Os meus sinceros agradecimentos ao **DR. R. VIJAYARAGHAVAN,** Diretor (Investigação), Universidade Saveetha, por me ter dado todo o apoio para fazer a avaliação e por me ter orientado na investigação.

Gostaria de agradecer a todos os membros da equipa do Departamento de Cirurgia Geral e Bioquímica pelo seu apoio durante este estudo.

Acima de tudo, gostaria de expressar a minha sincera gratidão a todos os doentes, pela sua participação e cooperação inefável durante este estudo.

Dr. Reshma. S

LISTA DE ABREVIATURAS UTILIZADAS

FT3 - Free Triiodothyronine

TSHR AB - Thyroid stimulat ing hormone receptor ant ibody

TPO-AB - Anti thyroperoxidase

ATD - Anti thyroid drug

TSH receptor - Thyroid stimulating hormone receptor

TBII - TSH-Binding inhibitory immunoglobulin

FT4 - Free thyroxine

TT3 - A free or total triiodothyronine

IARC - International agency for Research on Cancer

MMTR - Madras metropolitan Tumour Registry

CIR - Crude incidence rate

NSABP - National Surgical Adjuvant Breast and Bowel Project

DCIS - Ductal carcinoma in si tu

LCIS - Lobular carcinoma in situ

NPI - Nottingham's prognostic index

PROSE - Prevention and observation of surgical end point

FNAC - Fine needle aspiration cytology

TRAM - Transverse Rectus Myocutaneous flap

LD - Lattismus dorsi

CMF - Cyclophosphamide

AC - Adiramycin

FAC - 5-Flurouracil

RT - Radiotherapy

ER - Estrogen receptor

PR - Progesterone receptor

EBCTCG - Early breast cancer trial lists col laborative group

ANDI - Aberrations of normal development and involution

TGF - Tumour growth factor

EGF - Epidermal growth factor

FGF - Fibroblast growth factor

BCDDP - Breast hyperplasia without a family cancer

detect ion demonstration project

SD - Standard Deviation

SPSS - Statistical package for social science

RIA - Radio immuno assay

CAPÍTULO 1. INTRODUÇÃO

O cancro da mama é o tumor maligno mais frequente nas mulheres em todo o mundo, afectando cerca de 1 milhão de mulheres. [1] O cancro da mama é um tumor maligno dependente de hormonas. Os receptores das hormonas da tiroide afectam tanto a proliferação das células do cancro da mama como a diferenciação das células mamárias normais, com efeitos das hormonas da tiroide semelhantes aos causados pelos estrogénios.[2,3] Alguns estudos indicaram que as alterações auto-imunes da tiroide são factores de prognóstico no cancro da mama. [4] A relação entre as doenças da tiroide e o cancro da mama foi demonstrada em vários estudos[5,6,7,8] . Alguns dos estudos mostraram uma maior incidência de carcinoma da mama em doentes com disfunção da tiroide em comparação com controlos saudáveis[5,9,10,11,12,13]

Os Anticorpos Receptores de TSH estão presentes nas doenças auto-imunes da tiroide. O ligando para o anticorpo recetor de TSH (ou seja, o recetor de TSH) também está presente no tecido do cancro da mama.[14] Apenas foram postulados aspectos limitados da potencial associação entre TSHRAb, FT3 e cancro da mama,[15, 16] não tendo sido identificado o mecanismo exato.[17] Foram descritas as vias ambientais, genéticas e moleculares de ambas as doenças predominantemente femininas, e a análise integrada das entidades acima referidas ajuda a identificar o potencial mecanismo etiológico comum relevante.[18] A potencial relação entre os anticorpos receptores da TSH e o cancro da mama não foi claramente documentada, uma vez que os níveis séricos elevados de TPO Ab e Tg Ab em doentes com cancro da mama, detectados em alguns estudos,[19,20,21,22] não foram confirmados noutros locais.[23,24] Além disso, não foi feita qualquer investigação conclusiva sobre o significado de TSHRAb e FT3 em doentes com cancro da mama e tumores benignos da mama.[25]

O principal objetivo deste estudo prospetivo de caso-controlo é determinar a presença de anticorpos contra o recetor de TSH, T3 livre em mulheres com cancro da mama ou tumores benignos da mama, e analisar uma possível relação entre os anticorpos contra o recetor de TSH, FT3 e estes dois grupos de doenças da mama, com ênfase na epidemiologia e nos resultados laboratoriais.

CAPÍTULO 2. REVISÃO DA LITERATURA

ANTICORPOS ANTI-TSH NA PRÁTICA CLÍNICA

As doenças auto-imunes da tiroide são as doenças auto-imunes órgão-específicas mais prevalentes nos seres humanos e abrangem um vasto espetro de apresentações clínicas, com a doença de Grave hipertiroideia num extremo e o mixedema atrófico no outro. Ainda não é claro se a doença de Grave e a tiroidite linfocítica representam aspectos diferentes da mesma doença ou de doenças diferentes. As doenças auto-imunes da tiroide partilham marcadores imunológicos comuns - infiltração de células mononucleares da tiroide - e anticorpos anti-tiroide circulantes, cujas especificidades podem, em parte, explicar a diversidade destas doenças. Outros incluem os anticorpos antitiroperoxidase, os antigos anticorpos anti-microssomais da tiroide, os anticorpos antitiroglobulina e os anticorpos anti-simportador de sódio/iodeto recentemente identificados.

Os anticorpos anti-recetor de TSH têm sido associados à doença de Graves hipertiroideia/[26]) De facto, ao contrário de outros anticorpos antitiroideus, os anticorpos do recetor da TSH são patogénicos, capazes de ativar ou bloquear as funções do recetor da TSH, o que é demonstrado pela ocorrência de hipertiroidismo ou hipotiroidismo transferidos por via transplacentária nos fetos de mães com níveis elevados de anticorpos circulantes estimulantes ou bloqueadores do recetor da TSH. Os anticorpos patogénicos podem ser vistos como um marcador ideal para o diagnóstico e tratamento da doença autoimune correspondente. As várias condições em que o TSHR Ab é utilizado incluem as seguintes.

- Doença de Graves

TSHR-Ab no diagnóstico de doença de Graves hipertiroideia

Valor de diagnóstico Marcador de gravidade Ajuda na escolha do tratamento

O recetor Ab da TSH e a gestão do tratamento com fármacos antitiroideus (ATD).

TSHR-Ab e tratamentos ablativos

Condições especiais

Doença de Graves e gravidez

Doença de Graves em crianças e adolescentes

Manifestações extra-tiróideas da doença de Grave Doença de Grave e carcinoma da tiroide.

- Hipotiroidismo autoimune

Prevalência de TSHR-Ab na tiroidite autoimune e utilidade clínica dos ensaios TSHR-Ab.

-   Hipotiroidismo neonatal transplacentário transitório.

-   Remissão espontânea de hipotiroidismo autoimune.

Dependendo do contexto clínico, é discutida a determinação do TSHR-Ab estimulante ou bloqueador. A presença de anticorpos contra o recetor da TSH é a caraterística principal da doença de Graves. No entanto, o TSHR-Ab pode ser detectado noutras condições, o que indica uma possível associação da doença de Graves com outras doenças da tiroide.

UMA VISÃO GERAL DOS ENSAIOS AB DO RECEPTOR TSH:

Atualmente, são utilizadas duas abordagens para detetar o TSHR-Ab. Uma abordagem baseia-se na competição entre o anticorpo e a hormona estimulante da tiroide para a ligação ao recetor da TSH. A outra abordagem baseia-se nas alterações do estado funcional do recetor induzidas pela interação anticorpo-recetor. Ambas as abordagens são métodos biológicos. O ensaio competitivo está disponível comercialmente utilizando[27] TSH bovina e o recetor solubilizado da hormona estimulante da tiroide suína. O ensaio funcional mede a produção ou acumulação de AMP cíclico por células de ovário de hamster chinês estavelmente transfectadas com o recetor da hormona estimulante da tiroide humana. O ensaio competitivo não é indicativo da atividade funcional do anticorpo; pelo contrário, só os ensaios funcionais podem identificar se o anticorpo é agonista (anticorpo estimulador da tiroide) ou antagonista [anticorpo bloqueador da estimulação da TSH (TSHAb)]. Estes TSB Ab podem estar presentes nos mesmos doentes com anticorpos estimulantes, cujo efeito também é inibido, sendo a atividade global a soma algébrica de dois níveis de atividade.

Porque os ensaios funcionais e competitivos não medem necessariamente o mesmo tipo de interação.

No entanto, os soros com níveis elevados de TBII são geralmente positivos nos ensaios de estimulação, exceto quando predominam os Ab de bloqueio da estimulação da tiroide.

Recentemente, foram propostas melhorias metodológicas, tirando partido da utilização do recetor de TSH humano recombinante. Os autoanticorpos que se ligam ao recetor da hormona estimulante da tiroide expresso na membrana podem ser detectados por fluorescência[28] com boa sensibilidade ou por imunocitoquímica[29] A imunoprecipitação do recetor de TSH traduzido in vitro pode representar uma abordagem frutuosa; no entanto, as dificuldades persistentes estão associadas à produção em grande escala de recetor de TSH humano recombinante com confirmação e glicosilação adequadas, o que limita o desenvolvimento da imunodetecção direta e específica do anticorpo do recetor de TSH.

Outras abordagens em curso estão a tentar delinear epítopos funcionais no recetor de TSH que possam conduzir a ensaios para distinguir os anticorpos estimulantes dos anticorpos bloqueadores. Entretanto, foi recentemente criado um ensaio de imunoglobulina inibidora da ligação da tiroide com uma sensibilidade melhorada, que utiliza o recetor de TSH humano recombinante solubilizado imobilizado e TSH bovino com I-lab ou quimioluminescente.[30] Este novo ensaio deve ser avaliado em maior escala, tendo sido também propostas melhorias nos ensaios funcionais que permitiriam técnicas menos complicadas com maior rendimento.

É evidente a necessidade de normalizar as técnicas e os reagentes utilizados, sendo necessário efetuar estudos de controlo de qualidade multilaboratoriais em cooperação. São também necessários estudos multicêntricos para avaliar a prevalência e os níveis de anticorpos para o recetor da TSH entre doentes de várias populações, uma vez que as diferenças geográficas ou étnicas são responsáveis por divergências na utilidade dos ensaios TSHR-Ab.

ESTIMATIVA DE T3 LIVRE

A maioria das hormonas tiroideias no sangue está ligada a transportadores de proteínas séricas, deixando assim apenas uma fração mínima de hormona livre na circulação, capaz de mediar actividades biológicas. Existe um equilíbrio reversível entre a hormona ligada e a hormona não ligada, e é esta última que representa a fração da hormona capaz de atravessar as membranas celulares para exercer o seu efeito nos tecidos corporais. Embora as alterações nas proteínas de ligação hormonal no soro afectem tanto a concentração total de hormonas como a correspondente fração livre circulante, numa pessoa eutiroideia, a concentração de hormonas livres permanece constante e correlaciona-se com o nível de hormonas nos tecidos e o seu efeito biológico.

A informação relativa a este valor é provavelmente o parâmetro mais importante na avaliação da função tiroideia, uma vez que se relaciona com o estado metabólico dos doentes, embora existam outros mecanismos para a célula controlar a quantidade ativa de hormona tiroideia através da autorregulação dos receptores[31] e da regulação da atividade da desiodinase[32,33] Raramente, um defeito no transporte da hormona tiroideia para as células anularia a hormona livre e a correlação do efeito metabólico[34]

Com poucas excepções, a concentração de hormonas livres é elevada na tirotoxicose, baixa no hipotiroidismo e normal no eutiroidismo, mesmo na presença de alterações profundas na concentração de TBG, desde que o doente se encontre num estado estável.

Quando um estado eutiroideu é mantido pela administração de T3 ou pela secreção tiroideia predominante de FT3, o nível de T4 livre também se encontra deprimido. De forma mais consistente, os doentes com uma variedade de doenças não tiroideias apresentam níveis baixos de FT3. Esta diminuição é caraterística de condições associadas a concentrações séricas deprimidas de TT3 causadas por uma conversão diminuída de T4 em T3 nos tecidos periféricos pela enzima desiodinase. Os valores de FT3 podem estar desajustados em doentes que estejam a receber uma variedade de medicamentos. Elevações acentuadas das concentrações de FT3 na ausência de hipermetabolismo são típicas de doentes com uma condição hereditária de resistência à hormona tiroideia.

A concentração de FT3 é geralmente normal ou mesmo elevada em indivíduos hipotiroideos que vivem em áreas de deficiência endémica grave de iodo. As concentrações de hormonas livres também não reflectem o estado metabólico do doente com defeitos hereditários no transporte de hormonas para as células do metabolismo hormonal[35]

A medição direta das concentrações de FT3 é tecnicamente difícil e, até há pouco tempo, estava limitada a ensaios de investigação. Para minimizar as perturbações da relação entre a hormona livre e a hormona ligada, estas hormonas devem ser separadas por ultrafiltração ou diálise, envolvendo uma diluição mínima e pouca alteração do PH ou da composição electrolítica. A hormona livre separada é então medida por RIA ou cromatografia[36] . Estes ensaios são provavelmente os mais precisos disponíveis, mas as substâncias pequenas, fracamente ligadas e dialisáveis podem ser removidas das proteínas de ligação e a concentração de hormona livre medida na sua presença pode não refletir totalmente a concentração livre ao vivo. Os ensaios imunométricos diretos adaptados à automatização, embora não sejam fiáveis em condições específicas, substituíram os métodos mais trabalhosos.

CANCRO DA MAMA

O cancro da mama é um problema global e representa um quarto de todos os cancros a nível mundial. A agência internacional de investigação sobre o cancro da OMS divulgou as últimas informações sobre a incidência, a prevalência e a mortalidade a nível mundial.

GLOBOCAN 2012, a última versão da base de dados em linha do IARC, apresenta uma estimativa recente do peso global do cancro em 184 países do mundo para 28 tipos de cancro. O cancro da mama é o cancro mais frequentemente diagnosticado entre as mulheres em 140/184 países. Desde 2008, a incidência do cancro da mama aumentou mais de 20% e os novos casos de cancro da mama diagnosticados em 2012 foram de 1,7 milhões (11,9%) em todo o mundo.

A incidência é mais elevada nos países desenvolvidos do que nos países em desenvolvimento. Nos países desenvolvidos, como a Europa Ocidental, a América do Norte, a Austrália e a Nova Zelândia, a incidência é superior a 90 por 1 lakh de mulheres por ano, em comparação com 30 na África Oriental e em alguns países asiáticos[37]

O Registo Metropolitano de Tumores de Madras (MMTR) do Instituto do Cancro foi criado em 1982, a taxa de incidência bruta (CIR) do cancro da mama aumentou de 14,3 (1982) para 34,2 (2010). Na

Índia, a incidência é mais elevada entre a população urbana do que entre a população rural, sendo mais elevada em Chennai, seguida de Bombaim, Deli e Bangalore[38]

O carcinoma da mama é a principal causa de morte entre as mulheres em todo o mundo em 2012.[37] No Ocidente, a taxa de mortalidade por cancro da mama está a diminuir, apesar do aumento da incidência. A redução anual da mortalidade é de 1,7% na América do Norte desde 1992 e de 0,98% na última década na União Europeia. O declínio da mortalidade deve-se ao aumento do diagnóstico precoce e à melhoria da eficácia das terapêuticas adjuvantes. Nos países em desenvolvimento e nas zonas mal servidas dos países desenvolvidos, o cenário é diferente, com taxas de mortalidade elevadas, devido ao atraso no diagnóstico por causa do acesso restrito aos cuidados de saúde e da diferença na biologia da doença. As estatísticas da OMS revelam que as duas componentes da deteção precoce, nomeadamente a educação e os programas de rastreio, reduziram a mortalidade. Por exemplo, no Reino Unido e nos EUA, a redução da mortalidade por cancro da mama foi de 12-13 vidas por dia.[37, 39]

EVOLUÇÃO DA TERAPIA DO CANCRO DA MAMA:

O cancro da mama, uma das doenças mais comuns das mulheres, chamou a atenção ao longo dos tempos. O primeiro caso conhecido de cancro da mama foi registado em 1600 a.C. no papiro de Edwin Smith, no Egito ([40]). A terapia do cancro da mama começou com Leonides, um médico grego a quem foi atribuído o primeiro tratamento cirúrgico do cancro da mama no século I d.C. A cirurgia do cancro da mama sofreu uma mudança dramática no século XIX com a introdução da anestesia por William Mortan em 1846 e o princípio da antissepsia por Joseph Lister em 1867.

[th]No final do século XIX, Sir William Halstead, da Escola de Medicina do Hospital John Hopkins, em Filadélfia, revolucionou o tratamento do cancro da mama com a sua mastectomia radical em bloco, que não foi contestada durante 70 anos, até ser modificada por Patey em 1940. O conceito de Halstead, apresentado em 1890, afirmava que o cancro da mama era uma doença localizada no início e que depois se propagava de forma previsível e ordenada para a bacia nodal regional e depois para a circulação sistémica/[41]) No século XX, a mastectomia radical de Halstead foi posta em causa e foi

estabelecido o conceito de cirurgia menos radical, a mastectomia radical modificada, com taxas de sobrevivência semelhantes. Desde 1970, a tendência contemporânea da cirurgia de conservação da mama evoluiu e foi validada através de uma série de ensaios clínicos controlados, cuidadosamente concebidos e bem conduzidos, através do projeto National Surgical Adjuvant Breast and Bowel (NSABP).

Bernard Fischer, em 1980, apresentou a sua teoria de que o cancro da mama era, à partida, uma doença sistémica e que, por conseguinte, o tratamento deveria ser orientado para a terapia sistémica.[42]

Samuel Hellman, em 1994, apresentou a sua teoria da "Hipótese do Espectro", segundo a qual o cancro da mama era um espetro de doenças, sendo uma extremidade do espetro a doença localizada e a outra extremidade a doença sistémica. Agora, com base nesta hipótese, o tratamento do cancro da mama visava os componentes locais e sistémicos de acordo com a fase da doença[43]

ANATOMIA CIRÚRGICA DA MAMA

DESENVOLVIMENTO:

O revestimento epitelial dos ductos e ácinos da mama é desenvolvido a partir do ectoderma e o tecido de suporte é derivado do mesênquima. Em cada lado da superfície ventral dos embriões jovens, desenvolve-se uma faixa espessada de endoderme (crista láctea). Estende-se obliquamente desde a axila até à região inguinal. No ser humano, esta crista desaparece na sua totalidade, com exceção de uma pequena porção em cada região peitoral, a partir da qual surgem os seios. O mamilo é plano ou deprimido à nascença, mas mais tarde projecta-se para além da pele circundante. A mama é constituída por tecido glandular (glândula mamária propriamente dita) que segrega leite. Tem também tecido fibro-gorduroso entre os lóbulos glandulares e os lóbulos, bem como vasos sanguíneos, linfáticos e nervos cobertos por pele.

EXTENSÃO:

Vertical: 2nd a 6th costela.

Horizontal: O lado do esterno até à linha axilar média. Situa-se sobre o peitoral maior, o serrátil anterior e a aponeurose do oblíquo externo, dos quais está separado por uma fáscia densa com tecido conjuntivo frouxo superficialmente interveniente (espaço retromamário) (fig.1):

Projeção cilíndrica (ou) cónica na face anterior da mama ao nível do 4th espaço intercostal (nulípara). É de cor rosa (ou) escura, atravessada por 15-20 ductos lactíferos.

Fig.1 - ANATOMIA CIRÚRGICA DA MAMA

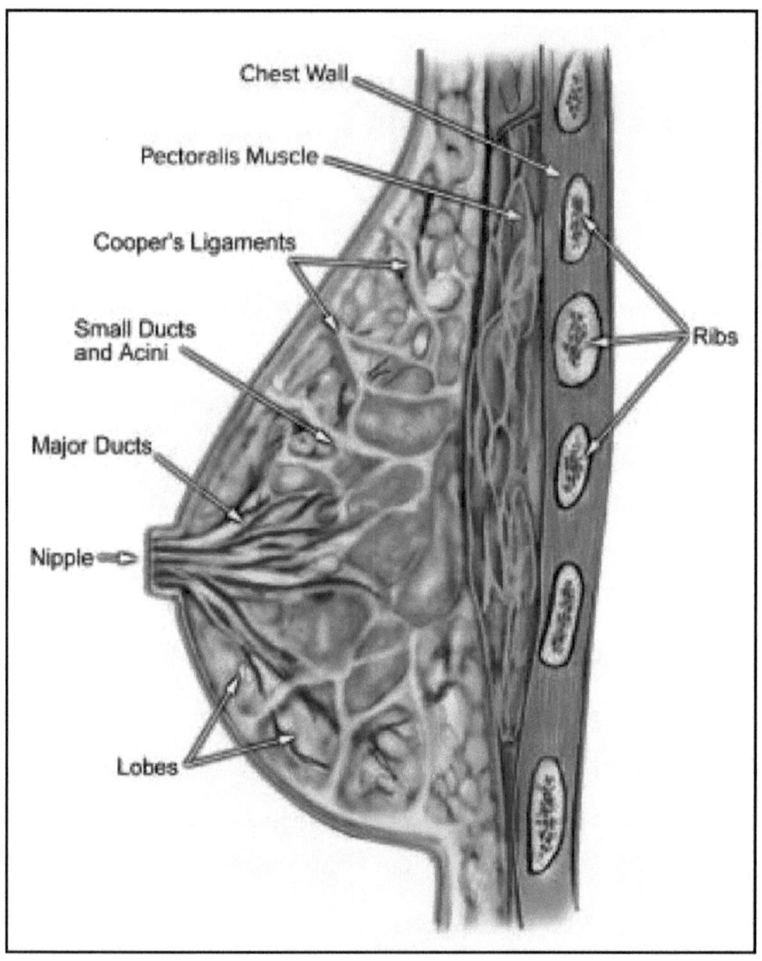

Contém fibras musculares circulares (ereção) e longitudinais (retração). A sua base é circundada por uma zona cutânea discoidal, a aréola, de cor rosada (nulípara). Torna-se mais escura durante a gravidez.

CAUDA AXILAR DE SPENCE:

Prolongamento da parte externa da glândula ao nível da 3rd costela para a axila. Está profundamente ligada à fáscia profunda.

ESTRUTURA DA MAMA:

É composta por ácinos que são constituídos por lóbulos que formam os lóbulos da glândula (fig.2). Cada lóbulo é drenado por um ducto, 10-15 ductos abrem-se para o mamilo. Cada porção dos ductos está envolvida numa doença diferente. Ducto principal - papiloma do ducto e ectasia do ducto, ductos mais pequenos distais - fibroadenoma, formação de quistos e adenose esclerosante, porção intra-lobular dos ductos terminais - carcinoma.

LIGAMENTOS DE TANOEIRO:

Trata-se de bandas de tecido conjuntivo que fixam a pele à fáscia peitoral. A infiltração de células malignas provoca a formação de covinhas na pele.

ABASTECIMENTO DE SANGUE:

O peito é fornecido por

1. Artéria torácica lateral da 2nd parte da artéria axilar.

2. 2nd , 3rd & 4th perfurantes da artéria mamária interna.

3. Ramos laterais das artérias intercostais 2nd , 3rd e 4th .

Fig.2 - ESTRUTURA DO PETO

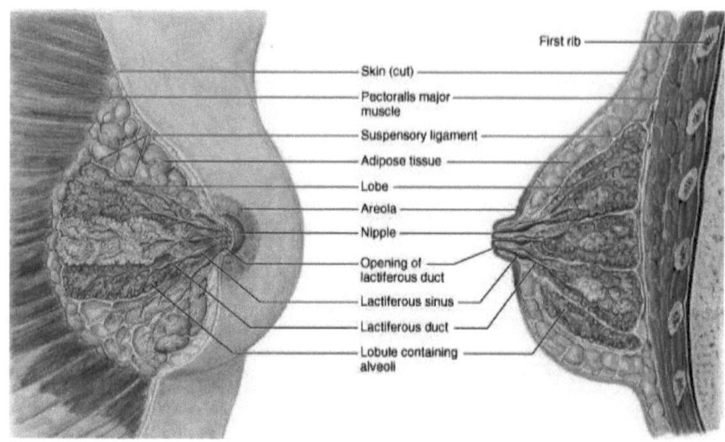

DRENAGEM VENOSA:

Trata-se das veias axilares, mamárias internas e intercostais.

ABASTECIMENTO DE NERVOS:

Os nervos simpáticos fornecem o tecido secretor através de 2nd a 6th nervos intercostais. A pele é irrigada por 4th a 6th nervos intercostais.

Drenagem linfática (Fig.3): Os linfáticos da pele da mama, exceto a aréola e o mamilo, drenam para os gânglios axilares. Da parte superior drenam para os gânglios supraclaviculares. Da parte medial drenam para os gânglios mamários internos.

O plexo linfático subareolar de sapé é uma coleção de grandes vasos linfáticos sob a aréola. A maioria dos linfáticos vai para o grupo anterior, poucos passam para o grupo posterior. A partir daqui, dirigem-se para os grupos central e apical.

A partir da superfície mais profunda, os vasos atravessam o músculo peitoral até aos gânglios axilares e mamários internos. A partir da parte medial e inferior da mama, os vasos linfáticos drenam para os gânglios mamários internos. Ao nível do primeiro interespaço, linfáticos finos ligam as cadeias mamárias internas direita e esquerda por trás do manúbrio esternal.

Fig.3 - LIGMÁTICA DA MAMA

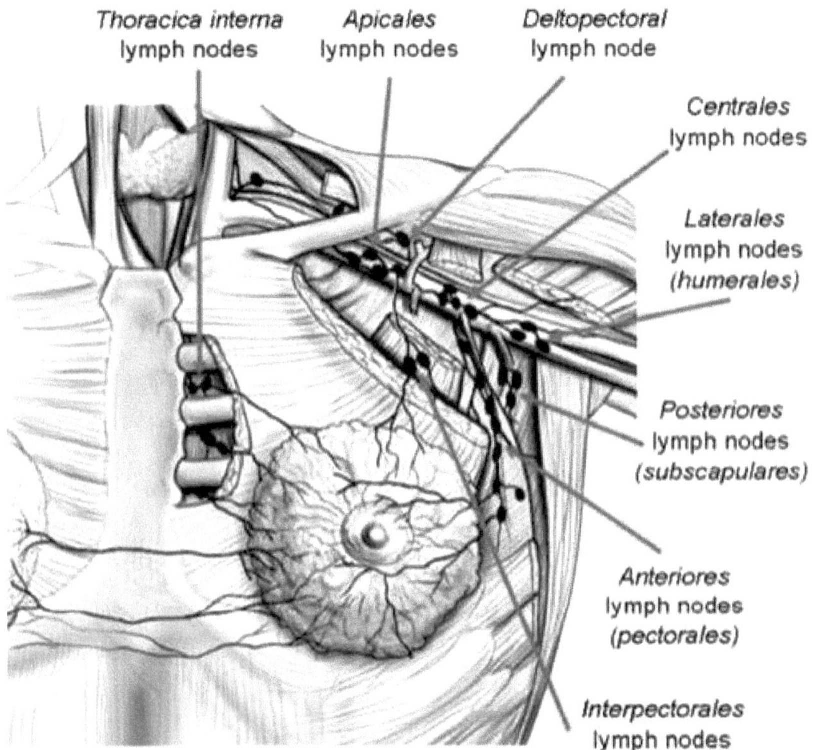

PATOLOGIA CIRÚRGICA - CARCINOMA DA MAMA [44,45,46]

CARCINOMA NÃO INVASIVO (INSITU):

(A)   Carcinoma ductal in situ (DCIS): Com o advento da mamografia, constitui atualmente 22-80% dos carcinomas. É definido como uma população maligna de células sem capacidade de invadir a membrana basal e incapaz de provocar metástases à distância. Existem cinco subtipos - carcinoma comedo (mais maligno), sólido, cribriforme, papilar e micro papilar.

(B)   Carcinoma lobular in situ (LCIS): Há uma proliferação de células pouco coesas num ou mais ductos/acinos terminais. É frequentemente multifocal e bilateral. É um marcador de carcinoma invasivo.

CARCINOMA INVASIVO

(A)   CARCINOMA DUCTAL INVASIVO: É o tipo mais comum. Constitui 65-80% de todos os cancros da mama. Pode haver nódulos na mama (fig. 4), corrimento mamilar (fig. 5), retração do mamilo, covinhas na pele ou fixação aos músculos da parede torácica. Histologicamente, as células malignas do revestimento dos ductos estão dispostas em cordões, ninhos de células sólidas, glândulas tubulares ou massas anastomosadas.

(B) CARCINOMA MEDULAR: A incidência de 1-5% não apresenta desmoplasia marcante. Histologicamente, estão presentes folhas sólidas de células grandes, semelhantes a um sincício, com infiltração linfocítica.

Fig - 4 CÂNCER DA MAMA - NÚMERO DA MAMA ESQUERDA

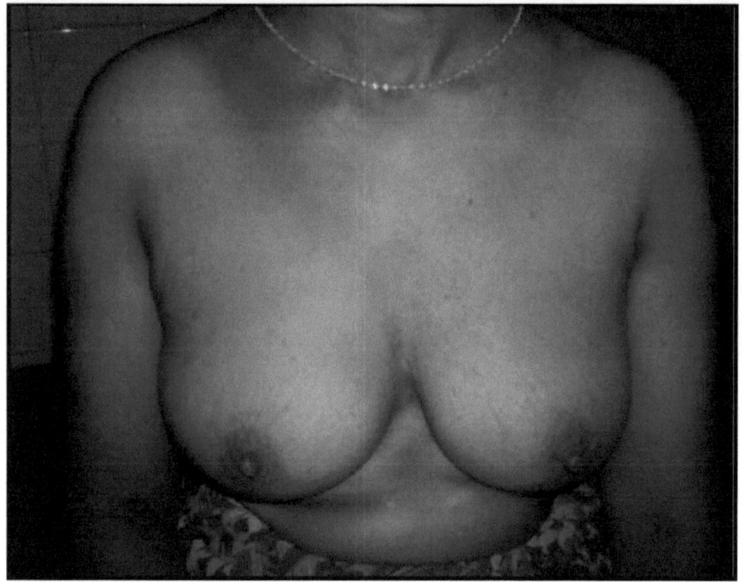

Fig.5 - DESCARGA DO BICO

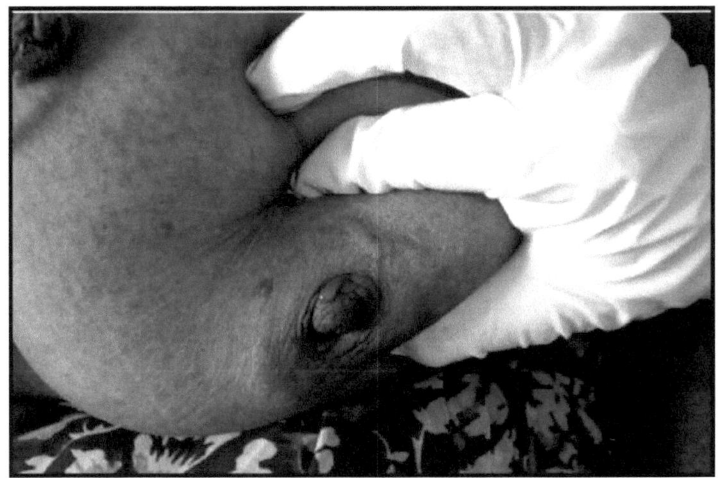

(C) CARCINOMA COLOIDAL OU MUCINOSO: Ocorre em mulheres idosas, com crescimento lento, histologicamente estão presentes grandes lagos de mucina amorfa com células neoplásicas dispersas.

(D) DOENÇA DE PAGETS: Envolve o mamilo e a aréola. Existe invariavelmente um carcinoma ductal in situ subjacente. A caraterística histológica é a existência de grandes células vacuoladas com núcleos excêntricos; envolvimento da epiderme por células malignas.

(E) CARCINOMA LOBULAR INVASIVO: A caraterística peculiar é ser bilateral e multicêntrico. Histologicamente, consiste em cadeias de células tumorais infiltradas, dispostas livremente na matriz fibrosa.

(F) SARCOMAS : Geralmente são tumores sólidos, podendo haver degenerescência quística. Exemplos de sarcomas são o fibrossarcoma, o lipossarcoma e o sarcoma do estroma. Histologia. Histologicamente, observam-se células fusiformes.

(G) LINFOMAS: Os linfomas primários são raros. Há um predomínio de linfomas histiocíticos difusos.

(H) CARCINOMA INFLAMATÓRIO: Este tipo de carcinoma é normalmente confundido com um abcesso mamário. Clinicamente, há eritema e "peau d'orange". Os linfáticos subdérmicos e os canais vasculares estão permeados por células tumorais. Os polimorfos e os linfócitos estão ausentes perto do tumor. Tem um potencial metastático rápido.

MODOS DE PROPAGAÇÃO[47, 48]

O cancro da mama propaga-se por todos os meios

1. Difusão local

2. Disseminação linfática

3. Disseminação de sangue

4. Dispersão transcelómica

EXTENSÃO LOCAL: Por extensão local, o tumor aumenta de tamanho e invade o tecido circundante. Assim, a infiltração do ligamento de Cooper provoca uma covinha na pele. O crescimento para o exterior pode provocar ulcerações e fungos. O crescimento para o interior leva à fixação em estruturas mais profundas, como os músculos peitorais e a parede torácica.

DISSEMINAÇÃO LINFÁTICA: Ocorre por duas vias

(a) Por embolia - em que as células cancerígenas são arrastadas por vasos linfáticos para nódulos distantes.

(b) Por permeação - as células cancerosas crescem em colunas no interior do lúmen linfático até aos gânglios de drenagem.

NÓDULO LÍFICO SENTINEL[49] : O estado dos nódulos axilares é a ferramenta de prognóstico mais poderosa disponível para o cancro da mama inicial. O cancro da mama dissemina-se do leito tumoral para um ou alguns gânglios linfáticos - os gânglios linfáticos sentinela - antes de se disseminar para outros gânglios axilares. Os gânglios linfáticos sentinela podem ser identificados através de técnicas de mapeamento linfático, utilizando o coloide de enxofre tecnécio 99 radioisotópico e uma sonda gama portátil. O azul de metileno também tem sido bem sucedido na SLNB para o cancro da mama. As doentes com gânglios linfáticos sentinela negativos são poupadas com segurança à dissecção axilar.

Os nódulos axilares, na ordem do nível I ao nível III, e os nódulos mamários internos são afectados precocemente. O primeiro nódulo a ser afetado é o nódulo sentinela. Os gânglios supraclaviculares, os gânglios mediastínicos e os gânglios contralaterais e a mama contralateral são afectados muito tardiamente.

Propagação **sanguínea:** A propagação pela corrente sanguínea causa metástases esqueléticas e viscerais à distância. As metástases esqueléticas são comuns nas vértebras lombares, no fémur, nas vértebras torácicas e no crânio. As fracturas patológicas são comuns nas costelas e vértebras, sendo as secundárias geralmente osteolíticas. O pulmão, o fígado e o cérebro também estão envolvidos em metástases em fases mais avançadas. As metástases hepáticas ocorrem através dos vasos linfáticos da bainha do reto e do ligamento falciforme.

TRANSFERÊNCIA COELÓMICA: As células cancerígenas são libertadas para a cavidade celómica e instalam-se nos ovários para causar doenças secundárias.

RASTREIO DO CANCRO DA MAMA

O objetivo da despistagem do cancro é a deteção precoce de malignidade numa fase que conduza a uma redução da mortalidade e da morbilidade.[50,51] Para o cancro da mama, o programa de despistagem ideal deve ser suficientemente sensível para detetar cancros ocultos com um mínimo de falsos positivos.

As recomendações actuais para o rastreio de mulheres com cancro da mama incluem

1. Auto-exame mensal da mama (fig. 6)

2. Exame clínico da mama a cada 4-6 meses

3. Mamografia anual para todas as pacientes com mais de 40 anos e para as pacientes de alto risco com mais de 35 anos[46]

Estão atualmente a ser investigadas outras modalidades, como a ultrassonografia, a ressonância magnética da mama e a lavagem ductal. Vários estudos sugerem que a RMN é mais sensível do que a mamografia na população.

Fig.6 - AUTO-EXAME DAS MAMAS

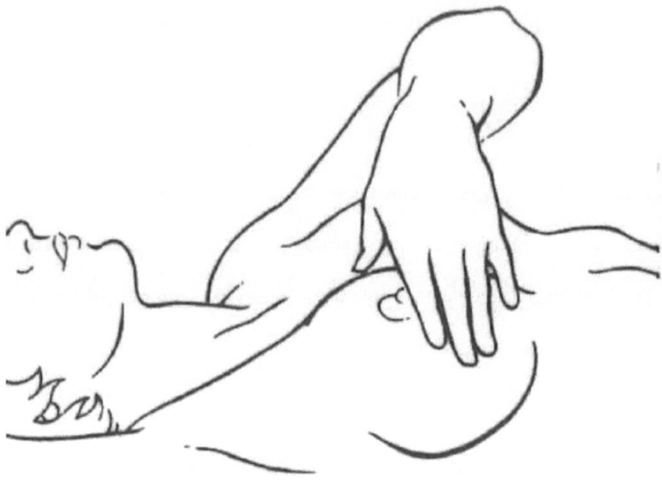

Fig.7 - EXAME CLÍNICO DAS MAMAS

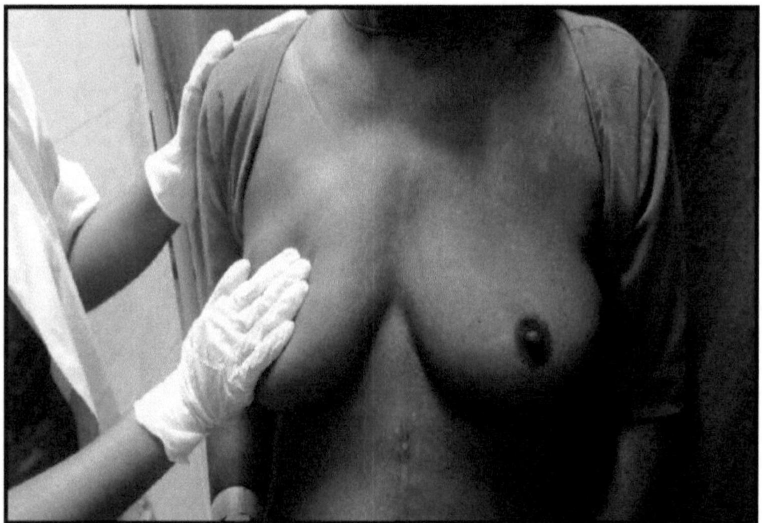

EXAME CLÍNICO DOS SEIOS

INSPECÇÃO: A mulher que apresenta um nódulo mamário é examinada com os braços ao lado do corpo, com os braços esticados para cima, acima da cabeça, e com as mãos nas ancas (com e sem contração do músculo peitoral). São registados a simetria, a forma e o tamanho da mama, bem como qualquer indício de edema, retração do mamilo ou da pele e eritema. A mulher tem de se inclinar para a frente para acentuar qualquer retração da pele.

PAPELAMENTO (fig. 7): A mama é cuidadosamente palpada. O cirurgião apalpa suavemente a mama a partir do lado ipsilateral, certificando-se de que examina todos os quadrantes da mama, desde o esterno até ao músculo lattismus dorsi lateralmente e desde a clavícula até à bainha do reto superior inferiormente. O cirurgião efectua o exame com a palma dos dedos, evitando um movimento de preensão ou picada. A mama pode ser colocada em forma de concha ou moldada nas mãos do cirurgião para verificar se existe retração. Em seguida, é efectuada uma pesquisa sistémica de linfadenopatias, apoiando o braço e o cotovelo. A cintura escapular é estabilizada e, através de uma palpação suave, devem ser avaliados os três níveis de possíveis linfadenopatias alxilares. É também efectuada uma palpação cuidadosa dos locais infraclaviculares e paraesternais.

FACTORES DE RISCO PARA O CANCRO DA MAMA[52]
FACTORES IMPORTANTES NA POPULAÇÃO: Idade da menarca e da menopausa, paridade, idade do primeiro parto, aleitamento materno, utilização de hormonas exógenas, consumo de álcool.

FACTORES IMPORTANTES EM CADA DOENTE: Sexo (feminino), idade (aumento constante com a idade), história familiar de cancro da mama (mãe, irmãs, filhas), história passada de cancro da mama (não invasivo ou invasivo, ipsilateral ou contralateral).

FACTORES DE RISCO HISTOLÓGICOS: Doença mamária proliferativa, hiperplasia lobular atípica, hiperplasia ductal atípica, carcinoma in situ.

FACTORES DE PROGNÓSTICO:

Um fator de prognóstico é definido como qualquer medida tomada no momento da cirurgia ou do diagnóstico que esteja associada ao resultado (sobrevivência global, sobrevivência livre de doença ou controlo local).[53,54]

1. Tamanho do tumor

2. Estado dos nódulos axilares

3. Grau histológico

4. Estado do ER-PR

5. Idade, estado da menopausa, invasão vascular, etc.

ÍNDICE DE PROGNÓSTICO DE NOTTINGHAM

NPI = (tamanho do tumor em cm X 0,2) + estádio dos gânglios linfáticos + grau do tumor.

Grupo de prognóstico	NPI	10 anos Sobrevivência %
Excelente	< ou = 2.4	94
Bom	< ou = 3.4	83
Moderado 1	< ou = 4.4	70
Moderado 2	< ou = 5.4	51
Pobres	> 5.4	19

PROFILAXIA DO CANCRO DA MAMA

As mulheres que correm o risco de desenvolver cancro da mama, ou seja, as doentes com uma forte história familiar de cancro da mama, as doentes positivas para os genes BRCA I e BRCA 2, as doentes com hiperplasia atípica, carcinoma lobular in situ e com factores de predisposição para o cancro da mama podem receber uma terapia profilática para o cancro da mama. Estas incluem a quimioprevenção profiláctica, a mastectomia profiláctica e a salfingoooporectomia bilateral profiláctica. Com a terapia profiláctica, há uma redução do desenvolvimento do cancro da mama, uma redução do desenvolvimento de recidivas e uma redução do desenvolvimento de cancro da mama contralateral.

Terapêutica medicamentosa profiláctica: Podem ser utilizados moduladores selectivos dos receptores de estrogénio, como o tamoxifeno, na dose de 10 mg duas vezes por dia.[55] O roloxifeno e a fenesterida também estão a ser utilizados.

Cirurgia profiláctica: A mastectomia bilateral profiláctica é efectuada em doentes de alto risco.[55,56] A redução do risco devido à mastectomia bilateral profiláctica foi estimada em 85%-100% no recente estudo de prevenção e observação do ponto final cirúrgico (PROSE) de Rebbeck e colegas. A salfingo-ooforectomia bilateral profilática também provou ser útil na profilaxia do cancro da mama.

INVESTIGAÇÕES[57, 58]

Investigações básicas: Sangue: Hb%, contagem total, contagem diferencial, ESR, tipagem de grupos e Rh, açúcar, ureia.

Urina : Albumina, Açúcar, Depostis

Soro: Creatinina, colesterol, testes de função hepática.

Radiografia do tórax em PA, ECG, ecografia do abdómen e da pélvis

Investigações para confirmar o diagnóstico: Mamografia,

Biópsia guiada por mamografia, USG da mama e biópsia guiada, RMN da mama e biópsia guiada, citologia aspirativa por agulha fina, biópsia por agulha grossa, biópsia incisional, biópsia excisional.

Investigações para excluir secundários:

Radiografia da coluna vertebral e dos ossos longos, USG do abdómen e da pélvis, TAC do cérebro, RMN, cintilografia óssea com isótopo de rádio Tc 99m, cintilografia hepática com isótopo de rádio.

Investigações para o progresso:

Ensaio de receptores hormonais para o estado ER e PR, estudos de marcadores tumorais, análise da ploidia do ADN, estudos do proto-oncogene C-erb-2, estimativa do nível de catepsina D, estudo do fator/recetor de crescimento epidérmico.

MAMOGRAFIA

As radiografias de tecidos moles são realizadas colocando a mama em contacto direto com uma película ultrassensível e expondo-a a raios X de baixa voltagem e alta amperagem. A sensibilidade desta técnica aumenta com a idade, uma vez que a mama se torna menos densa. A mamografia de rastreio é útil para detetar cancro da mama inesperado em mulheres assintomáticas.[51,59] Complementa a história clínica e o exame físico.

Na mamografia, são obtidas duas vistas da mama. A vista craniocaudal e a vista oblíqua mediolateral.

A mamografia é também utilizada para orientar procedimentos de intervenção, incluindo a biopsia por agulha e a localização da agulha.

As caraterísticas mamográficas específicas que sugerem um diagnóstico de cancro da mama incluem uma massa sólida com caraterísticas estreladas ou não, espessamento assimétrico dos tecidos mamários e micro calcificações agrupadas. As micro-calcificações (Fig. 8) são um sinal especialmente importante de cancro em mulheres jovens - podem ser o único achado mamográfico.

A presença de espiculações (Fig. 9) é sugestiva de cancro da mama.

Fig. 8 - MAMOGRAMA COM MICROCALCIFICAÇÃO

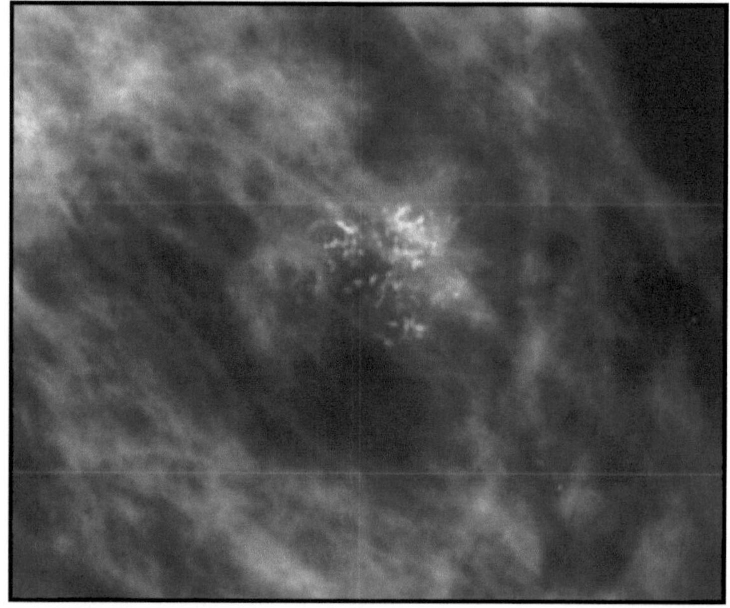

Fig. 9 - MAMOGRAMA COM ESPICULAÇÕES

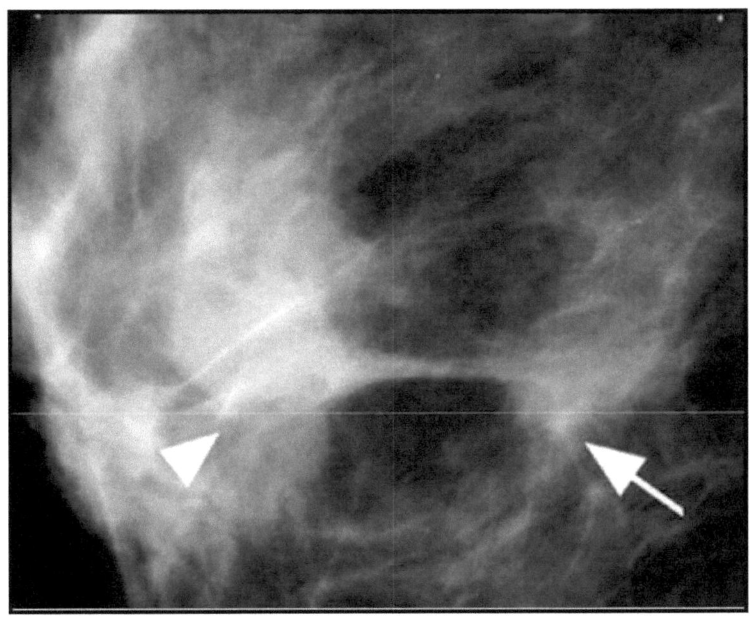

A xeromamografia é mais precisa do que o exame clínico para a deteção do cancro da mama precoce, fornecendo uma taxa de verdadeiros positivos de 90% da mamografia, com a exceção de que a imagem é registada numa placa de xerografia que fornece uma imagem positiva em vez de uma imagem negativa. Os pormenores de toda a mama e dos tecidos moles da parede torácica podem ser registados com uma única exposição.

CLASSIFICAÇÃO DE BIRADS DA ANOMALIA MAMOGRÁFICA[60]

CATEGORIA	DEFINIÇÃO
1	Negativo para Malignidade
2	Suspeita de lesão benigna
3	Sugestivo de lesão benigna
4	Suspeita de lesão maligna
5	Altamente sugestivo de malignidade

CITOLOGIA ASPIRATIVA POR AGULHA FINA:

Para a aspiração, são utilizadas agulhas finas, particularmente de gaze 23 ou 24, com um comprimento de 2,54-3,8 cm, juntamente com uma seringa de 10 ou 20 cc. O material aspirado é espalhado sobre as lâminas. O esfregaço é seco ao ar ou pode ser utilizado um fixador que contenha uma mistura de éter e álcool.[44,45]

TÉCNICA:

Não é necessário preparar o doente para a aspiração. Não é necessária anestesia, uma vez que a dor sentida é pequena e bem tolerada.

A lesão palpável é fixada com uma mão. A pele é limpa e a agulha é introduzida na mesma. (fig. 10). Aplica-se uma sucção total. A ponta da agulha é movimentada. Deixa-se cair o êmbolo para neutralizar a pressão na seringa e, em seguida, retira-se a agulha. O material é transferido para a lâmina de vidro, os esfregaços são preparados e fixados.

Fig.10 - TÉCNICA DE FNAC

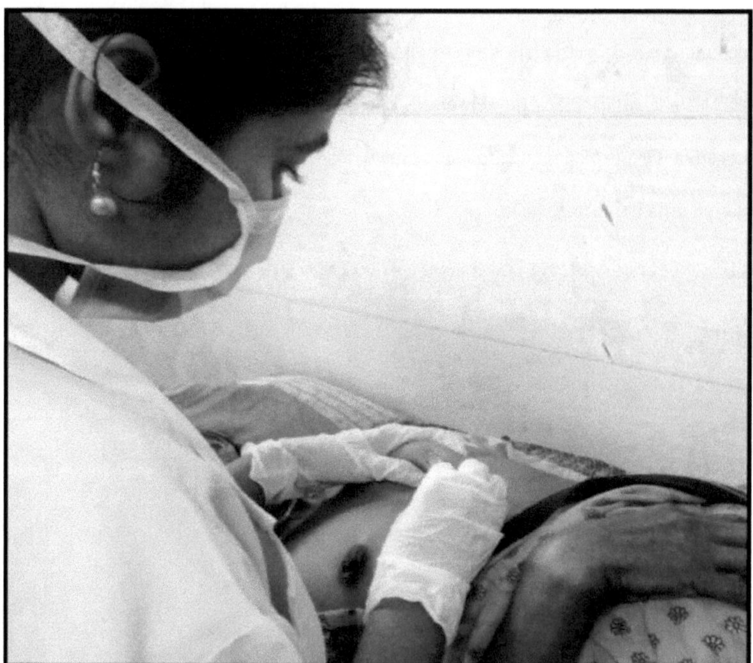

BIÓPSIA COM AGULHA TRUCUT

Pode ser utilizada uma agulha de trucut descartável ou uma agulha de trucut metálica.

Técnica: A lesão palpável é fixada com as duas mãos de um assistente. A pele é limpa e é infiltrada anestesia local. A agulha é introduzida e, depois de se atingir o nódulo, a agulha é avançada (fig. 11). Quando a agulha interna estiver dentro da massa, a agulha externa é empurrada e todo o trucut é retirado. O material no interior da estaca é retirado e enviado para HPE.[45,61,50]

Vantagens: É rápido, não requer aparelhos especiais e é tecnicamente fácil.

1. No departamento de doentes externos, pode ser efectuada sob anestesia local.

2. Nos cancros avançados, cuja excisão ou incisão é contra-indicada, a biopsia trucut é ideal para confirmar o diagnóstico e manter um registo permanente do tipo de células presentes. Como não há danos na pele, a radioterapia pode ser efectuada de imediato.

3. Causas de falha:

Falha na inserção da agulha no tumor, especialmente quando o tumor é pequeno e a mama é grande e gordurosa, obstrução da agulha com gordura, anestesia local, se utilizada pode diluir a amostra, localização incorrecta e formação para uma interpretação correta, é essencial um esfregaço adequado.

Fig.11 - BIOPSIA DE TRUCUT

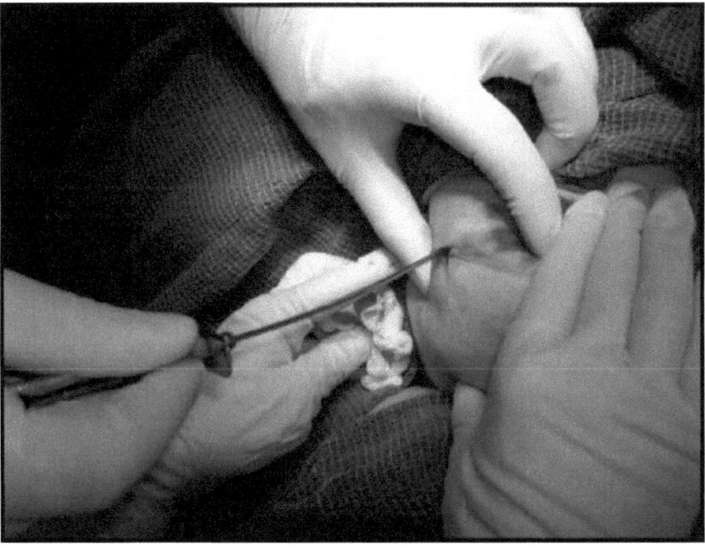

RECEPTORES HORMONAIS

Um fator preditivo é qualquer medida que preveja a resposta ou a ausência de resposta a um tratamento específico. O estado dos receptores de estrogénio e progesterona são os factores preditivos mais importantes e úteis atualmente disponíveis para avaliar a resposta ao tamoxifeno[46,51,62]

Um desenvolvimento crucial na avaliação do cancro da mama foi a constatação da presença de receptores hormonais, nomeadamente de estrogénio e progesterona, no tecido tumoral, que se correlaciona com a resposta à terapia hormonal.

Tradicionalmente, estes receptores hormonais eram medidos através do ensaio do carvão criado com dextrano e do ensaio do gradiente de sacarose. Atualmente, este método foi substituído pelo método imuno-histoquímico, uma vez que oferece várias vantagens importantes.

- Não é necessário tecido fresco

- Com quantidades mínimas de tumor, podem ser efectuados testes

Os dois parâmetros avaliados nas preparações imunohistoquímicas dos receptores hormonais são

1. O número de núcleos de células tumorais corados é expresso como uma percentagem da população total de núcleos de células tumorais.

2. A intensidade da reação - é classificada como negativa, fraca, moderada e forte. Por vezes, os dois parâmetros são combinados num sistema de pontuação.

Os receptores hormonais também podem ser avaliados em tecido mamário incluído em parafina através da técnica de hibridação in situ e da reação em cadeia da polimerase. Não foram encontradas diferenças estatisticamente significativas entre os tumores do tipo ductal e do tipo lobular. No entanto, a maioria dos carcinomas medulares, o carcinoma intradural do tipo comedocarcinoma são negativos para os receptores, enquanto o carcinoma mucinoso tem as taxas mais elevadas de positividade.

Geralmente, a concentração de receptores de estrogénio é menor nos tumores de mulheres na pré-menopausa do que nos de mulheres na pós-menopausa. Fisher et al verificaram que a presença de receptores de estrogénio está significativamente associada a graus histológicos nucleares elevados e baixos, à ausência de necrose tumoral, à presença de elastose tumoral e a doentes de um grupo etário mais velho.

HER 2/ neu : HER 2/ neu é um oncogene que codifica uma glicoproteína transmembranar com atividade de tirosina quinase, conhecida como P 185, que pertence à família dos receptores do fator de crescimento epidérmico. A sua sobre-expressão é medida por imunohistoquímica. A expressão global de HER 2/neu é um excelente indicador da resposta à Herceptina, mas não da sobrevivência global.

ESTADIAMENTO DO CANCRO DA MAMA

Método de estadiamento: Realizado inicialmente numa base clínica de acordo com o exame físico, avaliação laboratorial e radiológica. [46, 48]

1. História e exame físico exaustivos.

2. Imagiologia mamária bilateral (mamografia xeromamografia).

3. Avaliação laboratorial, incluindo hemograma e função hepática.

4. Radiografia do tórax em PA e em perfil.

5. Exame radiológico do esqueleto (indicado se houver dor óssea).

6. USG do abdómen para todos os casos, TAC abdominal e cintilografia óssea com radionuclídeos, se necessário.

CLASSIFICAÇÃO TNM

Tumor primário :

TX - O tumor primário não pode ser avaliado

TO - Sem evidência do tumor primário

Tis - Carcinoma in-situ

T1 - Tumor < ou 2 cms na maior dimensão

T1 (a) - < ou 0,5 cm na maior dimensão

T1 (b) - > ou 0,5 cm mas < 1 cm na maior dimensão

T1 (c) - >1 cm, mas não >2cm na maior dimensão

T2 - Tumor >2 cm, mas não >5 cm na maior dimensão

T3 - Tumor > 5 cm na maior dimensão

T4 - Tumor de qualquer tamanho com disseminação direta para a parede torácica ou para a pele

T4 (a) Extensão à parede torácica

T4 b) Ulceração da pele, peau d'orange ou nódulos cutâneos satélites confinados à mesma mama

T4 (c) Ambos T4 (a) e T4 (b)

T4 d) Carcinoma inflamatório

ESTAGIAMENTO NODAL

NX - Os nós regionais não podem ser avaliados.

NO - Sem metástases nos nódulos regionais

N1 - Metástases para gânglios linfáticos axilares ipsilaterais móveis

N1 (a) - Apenas micrometástases (nenhuma com mais de 0,2 cm)

N1 (bi) - Metástases em 1-3 gânglios linfáticos, > 0,2 cm e <2 cm na maior dimensão

N1 (bii) - Metástases em 4 ou mais gânglios linfáticos, > 0,2 cm e >2cm na maior dimensão

N1(biii) - Extensão do tumor para além da cápsula de uma metástase de gânglio linfático <2cm na maior dimensão

N1 (biv) - Metástases num gânglio linfático com 2 cm ou mais na maior dimensão

N2 - Nódulos fixos ipsilaterais (ou)

    Mamários internos

N3 - Gânglios linfáticos supraclaviculares ipsilaterais

Metástases à distância:

MX - As metástases à distância não podem ser identificadas

MO - Sem metástases à distância

M1 - Metástases à distância

COMITÉ MISTO AMERICANO PARA O CANCRO AGRUPAMENTO ESTATAL[63]

Fase0	Tis N0 M0
Fase 1	TI N0 M0
Fase2 A	T0 N1 M0, T1 N1 M0, T2 N0 M0
Fase2 B	T2 N1 M0, T3 N0 M0
Fase 3 A	T0 N2 M0, T1 N2 M0, T2 N2 M0, T3 N1 M0, T3 N2 M0
Fase 3 B	T4 qualquer N M0, qualquer T N3 M0
Fase 4	Qualquer T, Qualquer N M.

ENCENAÇÃO EM MANCHESTER

Estádio I - Crescimento confinado à mama, envolvimento da pele inferior ao tamanho do tumor.

Estádio II - Crescimento confinado à mama, envolvimento da pele inferior ao tamanho do tumor, gânglio linfático móvel ipsilateral palpável na axila.

Estádio III - Crescimento que se estende para além do parênquima mamário.

a. Envolvimento da pele superior ao tamanho do tumor com nódulos axilares ipsilaterais móveis.

b. Tumor fixado ao músculo ou fáscia subjacente com gânglios axilares ipsilaterais móveis.

Estádio IV - Crescimento para além da área da mama demonstrado pela fixação completa do tumor à parede torácica, gânglios linfáticos axilares ipsilaterais fixos, depósitos. Nódulos supraclaviculares ou na mama oposta, nódulos satélites ou metástases à distância.

TRATAMENTO DO CANCRO DA MAMA
MASTECTOMIA [64,65]

Mastectomia simples: Significa a remoção completa da mama e da cauda axilar, deixando a axila intacta. No entanto, também é removido um pequeno grupo de nódulos axilares anteriores ligados à cauda axilar.

Mastectomia radical modificada (de Auchincloss) (Fig. 12-15): Neste procedimento o peitoral menor não é removido ou dividido, porque apenas 2% das pacientes são beneficiadas pela dissecção de nódulos de nível III.

Mastectomia radical modificada (Patey): Neste método é efectuada uma mastectomia simples com desobstrução axilar. O músculo peitoral menor é removido para atingir os 2/3 superiores da axila. O músculo peitoral maior é preservado para melhorar a função e a aparência.

Mastectomia radical modificada (de Scanlon): Aqui o músculo peitoral menor é apenas dividido, mas não removido. Isto permite a remoção fácil dos nódulos de nível III e o nervo peitoral lateral para o peitoral maior também é preservado.

Fig.12 - INCISÃO OBLIQUE MRM

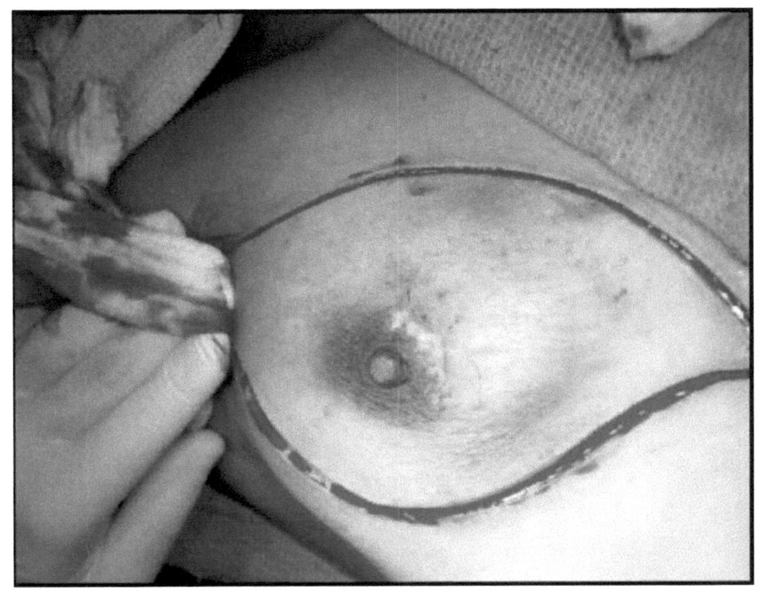

Fig.13 - REMOÇÃO DE TISSUE MATERNO COM FASCIA PECTORAL

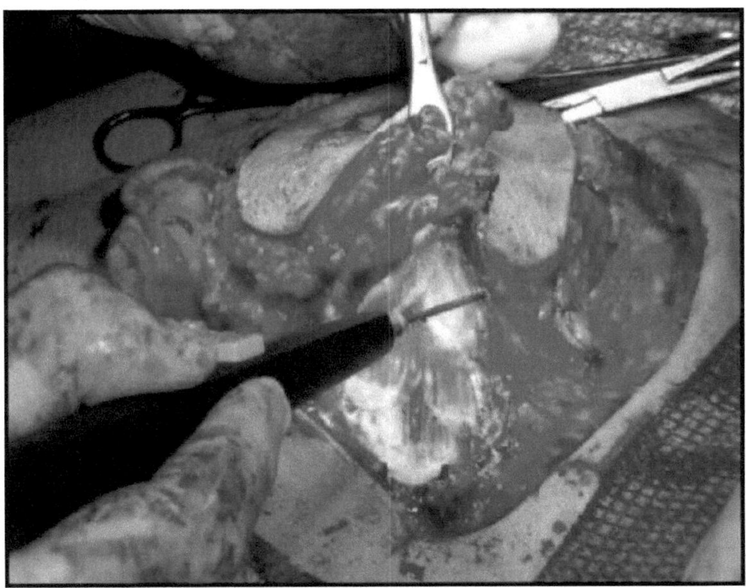

Fig.14 - ESPÉCIME MRM

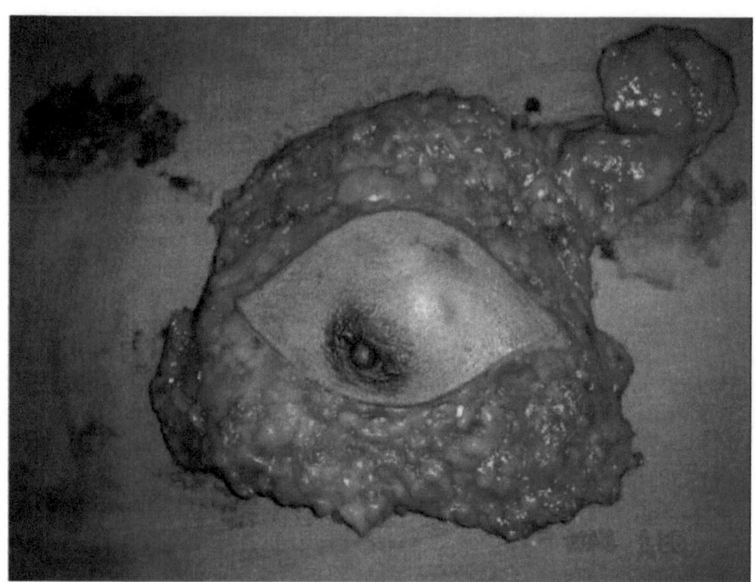

Fig.15 - DISSECÇÃO AXILAR ESQUERDA

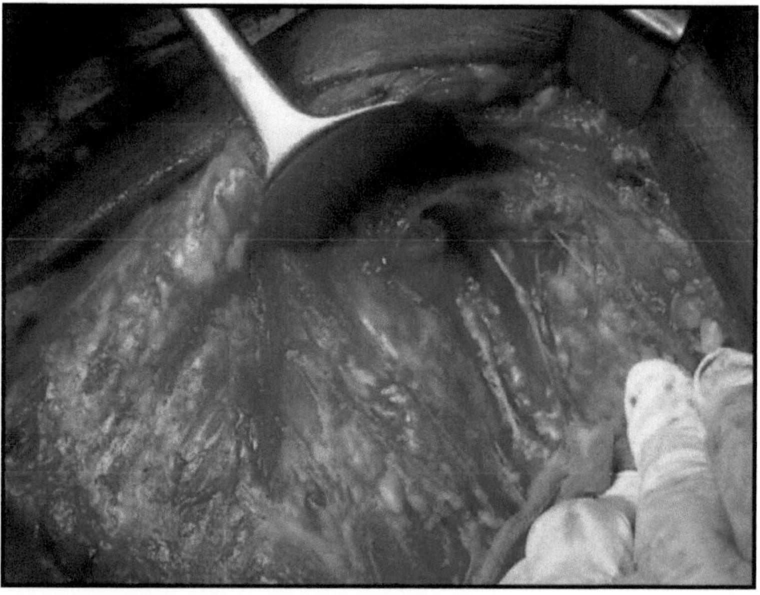

Reconstrução da mama:

Após a mastectomia, este procedimento tornou-se uma parte importante do tratamento global das doentes com cancro da mama.[66] Pode também melhorar o bem-estar psicossocial e a qualidade de vida das doentes com cancro da mama. Este processo pode começar no momento da mastectomia (reconstrução imediata) ou em qualquer altura após a mesma (reconstrução diferida).

O retalho miocutâneo transverso do reto TRAM ou o retalho miocutâneo lattismus dorsi LD (fig. 16) podem ser utilizados para a reconstrução mamária. Finalmente, o mamilo e a aréola podem ser reconstruídos.

Fig. 16 - MRM COM RECONSTRUÇÃO DO FLAP LD

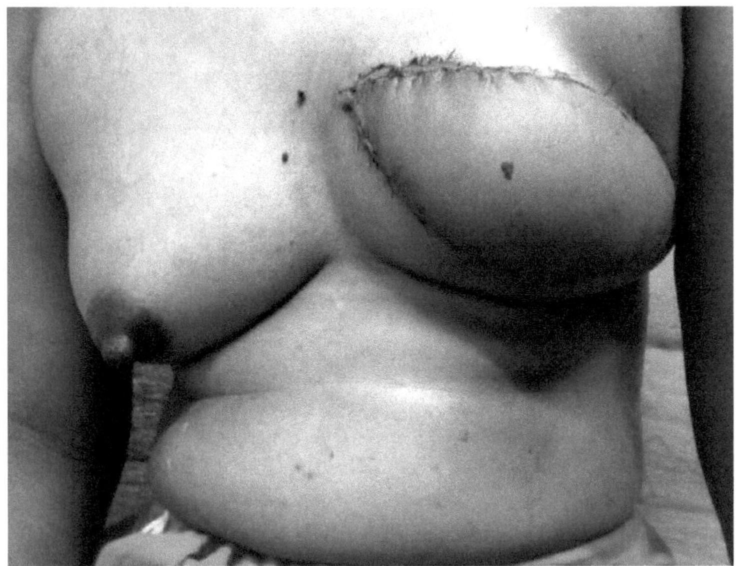

QUIMIOTERAPIA

Os vários ensaios clínicos do projeto National Surgical adjuvant breast demonstraram que a cirurgia seguida de quimioterapia adjuvante produziu resultados superiores a qualquer uma das modalidades isoladamente. [67,68]

Apesar das melhorias no controlo loco-regional, o padrão predominante de insucesso no cancro da mama é a metástase à distância. A probabilidade de disseminação à distância está fortemente associada à taxa de envolvimento dos nódulos axilares (doença micrometastática).

Foram utilizadas considerações empíricas e práticas na seleção dos agentes quimioterapêuticos, do esquema de tratamento e da duração do tratamento. A seleção dos fármacos e o esquema de tratamento (normalmente administrado em ciclos) devem permitir uma redução líquida da carga celular no momento da administração do ciclo seguinte, e a intensidade ideal do tratamento deve ser pelo menos tão intensa como a que produz os melhores resultados. A utilização de combinações de fármacos é superior à utilização de um único agente e pode erradicar 10-100 vezes mais células. Nos tumores transplantáveis, a quimioterapia adjuvante cirúrgica aumenta as taxas de cura a longo prazo. A eficácia da quimioterapia depende da dose e está relacionada com a carga de células tumorais no momento do tratamento com o fármaco e com a presença de células tumorais primárias resistentes.

O cancro da mama operável é frequentemente uma doença sistémica e é pouco provável que as variações na terapia loco-regional afectem substancialmente a sobrevivência. Só através do controlo das metástases à distância é que se pode melhorar o resultado das doentes com cancro da mama.

Vários novos medicamentos foram experimentados especialmente para o tratamento do cancro da mama metastático. O taxol, um agente microtubular (paclitaxel e docetaxel), em combinação com a doxorrubicina, revelou-se muito eficaz no tratamento do cancro da mama avançado.

A imunoterapia não específica sob a forma de levamizol e BCG foi tentada no passado no tratamento do cancro da mama avançado, tendo-se agora verificado que é largamente ineficaz.

REGIMES DE QUIMIOTERAPIA DE MESA PARA O CANCRO DA MAMA[68]

Droga	Regimes			
	CMF clássico	CMF	AC	FAC
Ciclofosfamida	100 oral	600 IV	600 IV	400-500 IV
	Dias 1-14	Dia 1	Dia 1	Dia 1
Metotrexato	40 IV dias 1&8	40IV dia 1		
5- flurouracil	600 IV Dias 1 e 8	600 IV Dia 1		400-500 IV Dias 1 e 8
Adiramicina			60 IV Dia 1	40-50 IV Dia 1
Frequência do ciclo	Uma vez em 4 semanas	Uma vez em 3 semanas	Uma vez em 3 semanas	Uma vez em 4 semanas

RADIOTERAPIA

Combinação de radioterapia e cirurgia. Os modos de fracasso dos dois são diferentes. A RT é altamente eficaz na periferia do tumor, onde o número de células é menor. O fracasso da RT ocorre no centro, onde um grande número de células se encontra em estado de hipoxia.

O insucesso cirúrgico deve-se normalmente ao facto de as células tumorais remanescentes na periferia serem deixadas no corpo devido a uma ressecção inadequada ou a uma limitação ou ressecção por órgãos vitais adjacentes. Assim, a combinação de RT e cirurgia ajuda a ultrapassar este problema[59, 69]

RT pré-operatória: As margens do tumor são esterilizadas. No entanto, a destruição das células pela RT impede a avaliação correta da extensão inicial do tumor, o que prejudica o estadiamento intra-operatório.

RT pós-operatória: Os doentes que vão beneficiar de RT podem ser determinados. Evita-se a exposição desnecessária.

CANCRO DA MAMA E RT:

Feixe de electrões de mega voltagem ou co 60 utilizado para homogeneidade da dose e preservação da pele. A mama é irradiada por campos dirigidos tangencialmente. Dose total de 4500 a 5000 rads administrada fraccionada em 180 a 200 rads 5 dias por semana durante 5 a 5 ½ semanas.

Podem ser administradas doses de reforço no final da RT, em que a dose total é aumentada para 6000 rads. A dissecção axilar é uma contraindicação para a RT na axila devido ao aumento das complicações e ao facto de menos de 1% dos doentes que foram submetidos a dissecção axilar terem falhado o tratamento devido a recorrência local na axila. A extensão extranodular microscópica não tem significado. Os casos indicados de axila não dissecada receberão 40-50 rads, ou seja, nódulos clinicamente positivos em número superior a 4.

INDICAÇÕES:

Definitivo: Margens positivas da peça de mastectomia ou doença residual macroscópica, tumor T3, especialmente se N+, qualquer tumor T4, doença linfonodal extracapsular macroscópica.

Relativo: Margem cirúrgica de 1-2 mm apenas, 4 ou mais nódulos, especialmente após a menopausa.

RT adjuvante: A recorrência na parede torácica é observada em 5% a 10% dos doentes com nódulos negativos e em 15% a 20% dos doentes com nódulos positivos. A RT adjuvante é altamente eficaz na redução da recorrência local para menos de 5%, sendo a sobrevivência definitivamente melhorada nos tumores nodulares positivos e do quadrante medial que recebem RT adjuvante.

TERAPIA HORMONAL

Taxas de resposta do cancro da mama ao tratamento hormonal em relação às actividades de ER & PR.[68, 70, 71]

QUADRO : 2

ESTADO DO RECEPTOR		RESPOSTA (%)
ER+	PR+	78
ER+	PR+	34
ER-	PR-	10
ER-	PR+	45

ER = Recetor de estrogénio

PR = Recetor de progesterona

As doentes com cancro da mama invasivo cujos tumores são totalmente desprovidos de receptores de estrogénio e progesterona não respondem nem beneficiam de manipulações hormonais. Os benefícios do tamoxifeno no CDIS demonstraram ser restritos a doentes com tumores positivos para receptores hormonais.

Estudos da análise geral do Early Breast Cancer Triallists Collaborative Ground (EBCTCG) sugerem que mesmo as doentes cujos tumores têm apenas 1% de células com coloração positiva para receptores hormonais podem beneficiar da terapia endócrina adjuvante. Por estas razões, é mais adequado que a expressão de ER e PR seja comunicada como percentagem de células coradas para cada recetor.

5 anos após o diagnóstico, as mulheres com tumores ER e PR positivos têm uma taxa de recidiva de 5% a 10% superior à das doentes com ER negativo

tumores, mas esta vantagem diminui e acaba por desaparecer com o aumento do tempo de seguimento.

A terapêutica com tamoxifeno diminuiu significativamente o risco de morte por cancro da mama entre as doentes com tumores ER positivos em comparação com as doentes com tumores ER negativos e PR negativos.

A descoberta do tamoxifeno, um modulador seletivo do recetor de estrogénio não esteroide com baixo efeito tóxico, é a primeira linha de tratamento para doentes com cancro da mama responsivo a hormonas. O tamoxifeno compete com os estrogénios circulantes na ligação à proteína do recetor de estrogénio. Este bloqueio é responsável por, pelo menos, algumas das suas actividades antiproliferativas. A dose padrão de tamoxifeno é de 20 mg / dia. Tem uma semi-vida de 7 dias e demora quatro semanas a atingir um estado estacionário no plasma. Não há provas de que o prolongamento do tratamento para além de 5 anos possa produzir qualquer benefício. Desde a sua introdução em 1970, o tamoxifeno substituiu medicamentos anteriores como os estrogénios e os androgénios. Embora geralmente bem tolerado, foram notificados efeitos secundários como sinais e sintomas da menopausa, náuseas, tromboflebite, anomalias oculares e carcinoma do endométrio.

Os análogos da hormona libertadora de hormonas leutinizantes, como a leuperolida, a goserelina e a buserelina, são novos fármacos promissores no tratamento hormonal do cancro da mama. Estes fármacos agonistas diminuem a secreção da hormona folículo-estimulante e da prolactina, bem como os níveis circulantes das hormonas sexuais, o que resulta num equivalente médico da ooforectomia.

Os agentes progestagénicos, como o acetato de medroxiprogesterona e o acetato de megestral, são amplamente utilizados. Embora o mecanismo de ação não seja claro, estes fármacos são utilizados na doença metastática, uma vez que alguns doentes apresentam resposta a estes fármacos, como terapia hormonal de segunda linha com tamoxifeno.[72] Atualmente, sabe-se que, nas mulheres pós-menopáusicas, os estrogénios são produzidos em grande parte por aromatização dos androgénios supra-renais e que os inibidores da aromatase (anastrazol e letrazol) podem exercer um efeito antitumoral no cancro da mama.

A aminoglutetimida demonstrou inibir vários tipos de síntese de esteróides supra-renais e a conversão periférica mediada pela aromatase de androgénios supra-renais em estrogénios. No entanto, os efeitos secundários têm sido consideráveis. Atualmente, a abordagem padrão é 250 mg de aminoglutetamida duas vezes por dia.

ACOMPANHAMENTO

Com a melhoria dos resultados no tratamento do cancro da mama, há uma população crescente de sobreviventes do cancro da mama que vivem até idades mais avançadas. A maioria das recidivas ou metástases são diagnosticadas com base nos sintomas e nos achados físicos[46,61] Os testes bioquímicos e os exames imagiológicos não têm grande importância. As doentes são informadas sobre os sintomas e sinais de recorrência após a conclusão da terapêutica.

1. Auto-exame mensal das mamas em ambas as mamas nas doentes submetidas a cirurgia de conservação da mama e na mama contralateral nas doentes submetidas a mastectomia radical modificada.

2. Exame clínico da mama a cada 3-6 meses nos primeiros três anos, a cada 6-12 meses nos 2 anos seguintes e depois anualmente durante toda a vida.

3. Mamografia da mama ipsilateral (restante após lumpectomia) - uma vez em 6 meses, mama contralateral anualmente.

4. Imagiologia do tórax e do abdómen anual durante 3 anos.

A TAC cerebral e a cintigrafia óssea com radionuclídeos não são realizadas por rotina durante o acompanhamento de doentes com cancro da mama. Devem comunicar a ocorrência de novos sintomas, como nódulo, dor, dispneia, perda de peso, etc.

TUMORES BENIGNOS DA MAMA
ASPECTOS HISTÓRICOS:

Os tumores da mama, com a sua causa incerta, têm captado a atenção dos médicos ao longo dos tempos. Haung Di, o imperador amarelo, em 2698 a.C., escreveu o Nei Jing, o mais antigo tratado de medicina, que dá a primeira descrição dos tumores da mama. Imhotep, um médico egípcio (2650 a.C.), concebeu a primeira pirâmide e foi considerado o deus da cura. O egípcio primitivo documentou muitos casos de tumores da mama, incluindo abcessos, traumatismos e feridas infectadas. As referências foram adquiridas por Edwin Smith em 1862 e apresentadas na New York historical Society[73] . Os escritos da Índia e da Assíria datados do mesmo período também mencionam tumores da mama.

O método científico e o avanço clínico da medicina são atribuídos a Hipócrates, o pai da medicina (século 5th a.C.), que foi o primeiro a distinguir a neoplasia benigna da neoplasia maligna da mama. Na sua obra sobre as "doenças das mulheres", descreve a origem dos tumores duros da mama e o valor do tratamento médico, cirúrgico e cautério nos tumores da mama e acredita que a faca pode curar o tumor que é incurável por cirurgia. O médico e cirurgião grego Leonoides de Alexandria (180 d.C.) creditou o primeiro tratamento operatório dos tumores da mama e utilizou o sinal da retração do mamilo para diferenciar os tumores malignos dos benignos.

Atossa, filha de Ciro, escondeu um tumor no seio durante muito tempo, até que este cresceu e ulcerou. Quando Atossa enviou Demócrito, um médico famoso, que se diz ter curado o seu tumor mamário. Este caso pode ser um tumor benigno da mama. O método de tratamento não é revelado.[74]

A excisão dos tumores benignos da mama foi recomendada, numa visão telescópica, onde podiam tornar-se malignos, por "Mercus Aurelins Severimens" (1654).

Lorenz Heister (n. 1683) descreveu a mastectomia para o cistossarcoma. Alfred-Armand-Louis-Marie Velpaeu (n.1795), professor de cirurgia clínica em Paris, no seu Treatis on disease of breast (Tratado sobre as doenças da mama), alegou ter descrito um tumor benigno da mama.[75] Sir A stley Cooper publicou a ilustração das doenças da mama em 1829, diferenciando claramente o fibroadenoma da mastite cística crónica.

De chauliac sublinhou a necessidade de uma excisão alargada dos tumores da mama. Pensa-se que Brodie fez a primeira descrição clara da doença quística em 1846. Cheatale e Cutler foram os primeiros a reconhecer que a nodularidade da mama não era necessariamente patológica, mas ocorria regularmente em condições fisiológicas como a menstrauação.[76]

R. Egan (1962) descreveu a imagiologia mamográfica em que a diferença entre tumores benignos e malignos era feita sem o auxílio de achados clínicos.[77] A proliferação benigna da mama é considerada como uma aberração do desenvolvimento e involução normais.

Uma nova nomenclatura ANDI (Aberrações do desenvolvimento normal e da involução) foi apresentada numa conferência nacional sobre a mama em Cardiff, em 1982. Hughes et al (1987) propuseram a classificação ANDI (Aberrações do desenvolvimento normal e da involução), que foi aceite por um grupo de trabalho multinacional e multidisciplinar e que é agora universalmente aceite. Este conceito permite que as condições da mama sejam mapeadas entre a normalidade e a doença benigna da mama.[78]

EMBRYOLOGIA:

Por volta das 5-6 semanas, surgem as cristas mamárias ou cristas de leite ao longo da linha que se estende desde a axila até à virilha.

Por volta da 7ath semana - a banda galáctica na região do tórax forma o botão mamário e o resto da porção regride.

Às 10-14 semanas de gestação, há invasão da parede torácica e a crista fica achatada (fase de cone). As células do mesênquima diferenciam-se nos músculos lisos do mamilo e da aréola, desenvolvendo-se simultaneamente um botão epitelial. O botão ramifica-se e resulta na formação de várias tiras epiteliais (fase de ramificação).

Quase às 16 semanas, as tiras representam os futuros alvéolos secretores. As alterações mamárias secundárias ocorrem através da formação do folículo piloso, da glândula sebácea e dos elementos da glândula sudorípara. Apenas a glândula sudorípara se desenvolve completamente nesta altura. As alterações acima referidas no desenvolvimento mamário são independentes da influência hormonal.

As hormonas sexuais da placenta entram na circulação fetal por volta das 3rd semanas de gravidez. Isto actua como um estímulo para que as tiras epiteliais se canalizem (fase de canalização) e esta fase continua a acontecer das 20th às 32nd semanas.

Próximo do termo 15-25 ductos mamários formados com coaelescência dos ductos. Por volta das 32-40 semanas, ocorre a diferenciação do parênquima e a estrutura alveolar lobular contém colostro (fase de vesícula terminal).

O tecido mamário segrega leite colostral (leite de bruxa) uma vez estimulado e expresso no pós-parto (4-7 dias) através do mamilo na maioria dos recém-nascidos de ambos os sexos. Esta secreção colostral diminui no período de 3-4 semanas devido à involução da mama que ocorre como resultado da retirada das hormonas placentárias.

FISIOPATOLOGIA:

A etiologia dos tumores benignos da mama não está bem estabelecida, mas as provas provenientes de estudos em animais e humanos sugerem um papel hormonal na fisiopatologia dos tumores benignos da mama. Através de experiências em animais, foi observado o desenvolvimento de lesões mamárias benignas após a administração de estrogénio. Os investigadores encontraram níveis anormalmente elevados de estrogénio ou um desequilíbrio entre os níveis de estrogénio e progesterona em mulheres com tumores benignos da mama.

BIOLOGIA MOLECULAR:

O desenvolvimento normal da mama dos mamíferos depende de uma combinação de interações célula-célula locais e de hormonas mamotróficas sistémicas. Interações e hormonas mamotróficas sistémicas. As interações celulares locais são mediadas por factores de crescimento (EGF, TGF-p, FGF) e pelas famílias de genes Wnt. O TGF-a é responsável pelo crescimento ductal e pelo desenvolvimento alveolar. O TGF-p pode governar o desenvolvimento ductal precoce juntamente com o desenvolvimento dos alvéolos. O FGF-1 e o FGF-2 são factores angiogénicos comprovados que promovem o desenvolvimento dos ductos mamários durante a maturidade sexual. O FGF-1 é regulado positivamente no epitélio ductal. O FGF-2 é expresso no estroma mamário. O Wnt-1, identificado como um oncogene, encontra-se expresso nas glândulas mamárias de ratinhos transgénicos. Os factores de crescimento com expressão regulada actuam em conjunto com a hormona mamotrófica e exibem a diferenciação mamária, o seu crescimento e regressão. Uma investigação mais aprofundada sobre este assunto ajudar-nos-á a compreender melhor o desenvolvimento da mama e a tumorogénese mamária.

TUMORES BENIGNOS DA MAMA:

1. Fibroadenoma

2. Cystosarcoma phyllodes

3. Papiloma intraductal

4. Hiperplasia intraductal

FIBROADENOMA:

É considerada uma aberração do desenvolvimento lobular normal. O aspeto patológico mais importante são as suas células epiteliais dispostas num estroma de tecido conjuntivo.

Dependendo do componente estromal, é classificado como

1. Tipo pericanalicular e

2. Tipo intracanalicular

O fibroadenoma ocorre normalmente em mulheres com idades compreendidas entre os 15 e os 25 anos. É liso, arredondado, de consistência firme a dura e livremente móvel dentro da mama, razão pela qual é conhecido como rato da mama. O fibroadenoma enquadra-se bem na classificação ANDI.

Os pequenos fibrodenomas são "normais"

Os fibroadenomas clínicos (1-3 cm) são uma "perturbação" do processo normal.

Os fibroadenomas gigantes e múltiplos enquadram-se na "doença".

O comportamento biológico do fibroadenoma é variável. Pode regredir, manter-se inalterado ou crescer progressivamente. O tratamento consiste na excisão cirúrgica do nódulo (fig.17).

Os estudos demonstraram que não existe risco de malignidade e apoiam uma política conservadora. A ocorrência de carcinoma no fibroadenoma é muito rara e, até à data, apenas 96 casos estão totalmente documentados na literatura mundial. Se a possibilidade de carcinoma surgir a partir de fibroadenoma, o componente epitelial pode ser excluído.

CISTOSSARCOMA FILODES:

Muller cunhou o termo "cistossarcoma phyllodes", mas este tumor não é cístico nem sarcomatoso e, por conseguinte, a designação deve ser abandonada em favor de um aspeto esbranquiçado e fibroso.

Nos filódios, a atividade tumoral varia de tumores benignos a tumores localmente agressivos e metastáticos. Os filódios são tumores de crescimento rápido, não capsulados, mas ainda assim são tumores bem circunscritos (fig. 18). Normalmente, não invadem a pele, mas ocorre necrose por pressão devido ao seu rápido crescimento.

CLASSIFICAÇÃO:

O tumor de Phyllodes é classificado com base no grau de atipia das células do estroma, no número de mitoses, nas caraterísticas da margem do tumor e na abundância de células do estroma da seguinte forma

1. Benigno

2. Limítrofe

3. Maligno

Fig.17 EXCISÃO DE FIBRODENOMA

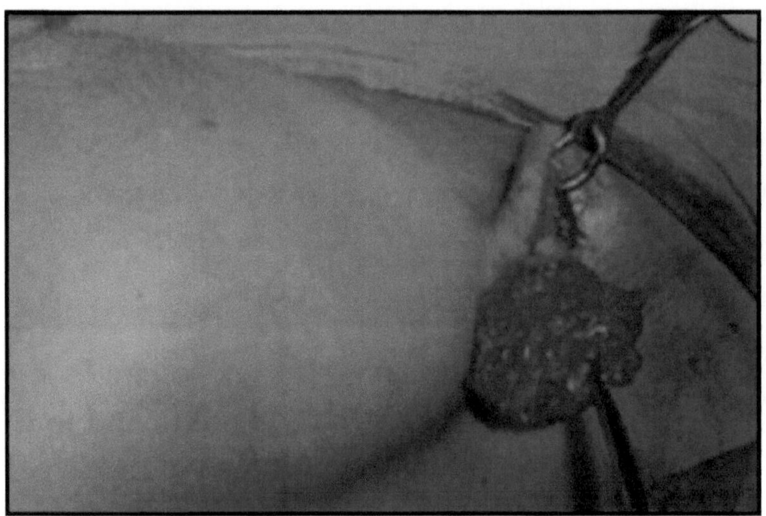

Fig.18 - CYSTOSARCOMA PHYLLODES

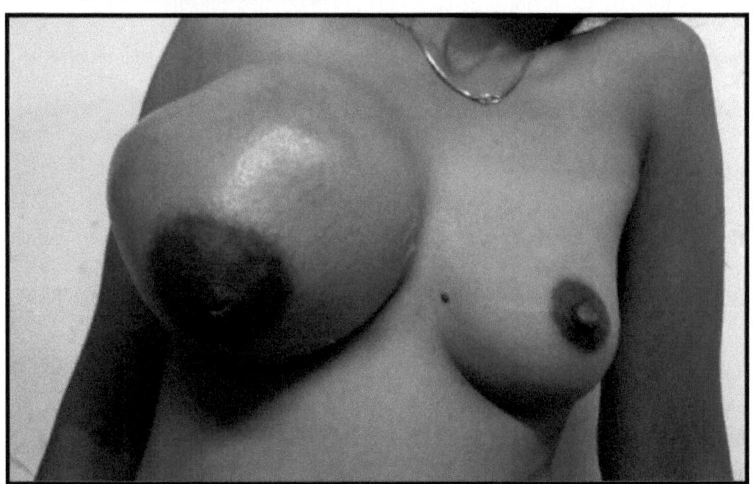

FILÓDIOS BENIGNOS:

Clinicamente, o nódulo mamário parece ter uma superfície lisa e limites definidos.
Histopatologicamente, caracteriza-se por um estroma hipocelular com atipia nuclear mínima e baixa
atividade mitótica.

Aproximadamente 5 a 25% dos tumores filodes são malignos. Menos de 20 por cento dos tumores
malignos apresentam metástases. As metástases espalham-se normalmente de forma hematogénica
para o osso, pulmões ou pleura. A linfadenopatia axilar é rara, mas se estiver presente indica um

48

prognóstico grave.

INVESTIGAÇÃO:

Na mamografia, os tumores filodes aparecem como massas lobuladas, redondas ou ovais. Normalmente não calcificadas e bem circunscritas. Na ultrassonografia, os tumores phyllodes aparecem como massas sólidas bem definidas com ecos internos heterogéneos sem atenuação acústica posterior.

Muitas vezes é difícil distinguir entre tumores filodes benignos e malignos com base em achados ecográficos ou mamográficos. Nestas situações, as imagens de RM ponderadas em T2 podem ser úteis. Os tumores phyllodes são normalmente identificados como massas ovais, redondas ou lobuladas. As margens são circunscritas e a intensidade de sinal é elevada e homogénea.

A PAAF e a biopsia por punção auxiliam no diagnóstico. A confirmação do diagnóstico é efectuada através do exame histopatológico da biopsia excisional.

GESTÃO:

É necessária a confirmação histológica. A excisão primária com uma margem de tecido normal de 1 cm é o tratamento de eleição, uma vez que o tumor não tem uma cápsula verdadeira para a recorrência local, podendo ser efectuada uma reexcisão ou uma mastectomia simples. Obtêm-se maus resultados com a quimioterapia e a radioterapia em caso de recidiva ou metástases.

MICROSCOPIA:

O tumor de Phyllodes apresenta um estroma hipercelular com pleomorfismo, ao passo que o fibroadenoma gigante apresenta um estroma hipocelular. Este facto explica a tendência para a recorrência local após uma simples enucleação. As seguintes caraterísticas histológicas são favoráveis a filódios malignos.

1. Índice mitótico mais elevado

2. A proliferação do componente estromal é maior em comparação com o componente glandular

3. Atipia citológica

4. Crescimento periférico invasivo com infiltração dos tecidos circundantes.

PAPILOMA BENIGNO DO DUCTO:
É uma doença comum que ocorre como resultado de uma perturbação da atividade epitelial cíclica.

Apresenta-se como uma massa subareolar definida com corrimento mamilar seroso, sanguinolento ou sanguinolento, com uma história de curta duração.

3 TIPOS:

1. Papiloma intra-ductal solitário

2. Papiloma intra-ductal múltiplo

3. Papiloma do mamilo:

(a) Adenoma papilar

(b) Papiloma solitário

INVESTIGAÇÕES:
A avaliação de nódulos mamários exige uma abordagem por uma equipa multidisciplinar de médicos, radiologistas e patologistas.

A tripla avaliação inclui

1. Exame clínico do paciente

2. Mamografia / ultrassom da mama

3. FNAC / Diagnóstico histopatológico

MAMOGRAFIA:
A mamografia confirma ou nega o diagnóstico clínico. A lesão suspeita é visualizada e a sua presença pode ser demonstrada.

Sinais mamográficos de BBD:

Sinais primários:

1. O contorno da lesão é liso

2. A forma da lesão é ovoide/lobulada/com circunferência definida

3. Lesão homogénea com hipodensidade / lesões transradiantes

4. Calcificações grosseiras e lisas

Sinais secundários:

1. Halo de gordura transitório

2. Deslocação do parênquima mamário circundante

3. Multiplicidade e lateralidade (bilateral) da lesão

4. Fluxo sanguíneo normal dentro da lesão

5. Dimensão da lesão radiologicamente avaliada > clinicamente medida

Ultrassom:

A ecografia permite distinguir entre uma lesão sólida e uma lesão quística

FNAC:

A PAAF é uma investigação rápida e económica que fornece uma pista histológica preliminar, com base na qual se pode planear uma biopsia aberta ou uma linha de tratamento médico.

BIOPSIA ABERTA:

É utilizado para confirmar o diagnóstico e também para a terapia de pequenas lesões (benignas)

APLICAÇÃO DA CLASSIFICAÇÃO PATOLÓGICA NOS TUMORES BENIGNOS DA MAMA:

Do ponto de vista da paciente, uma vez removido o nódulo benigno, a sua próxima preocupação será o receio de recorrência ou a possibilidade de desenvolver cancro da mama num futuro próximo. Para um cirurgião, o relatório histopatológico ajuda a determinar a confirmação do diagnóstico, a integralidade do tratamento efectuado e, acima de tudo, a determinar o risco de malignidade num futuro próximo. Consequentemente, é possível planear um acompanhamento e uma avaliação mais aprofundados, com a realização de investigações pertinentes, se necessário. O risco de cancro é definido como a probabilidade de desenvolver cancro da mama nos próximos 10 a 20 anos, em comparação com o risco desenvolvido em mulheres com a mesma idade que não tenham sido submetidas a uma biopsia da mama.

A classificação patológica que se segue ajuda-nos a determinar o risco.

1. Não existe risco atribuído a adenose, macrocistos, microcistos, fibroadenoma e fibrose. Trata-se de lesões calssificadas não proliferativas.

2. A hiperplasia moderada e o papiloma com um núcleo fibrovascular têm um risco ligeiramente aumentado de cerca de 1,5-2 vezes. Caracterizam-se por doença proliferativa sem atipia e o risco absoluto ao longo da vida é de aproximadamente 5-7%.

3. Verificou-se que a hiperplasia ductal e lobular atípica tem um risco moderadamente aumentado de cerca de 5 vezes. Estas lesões são caracterizadas por doença proliferativa com atipia. Independentemente da doença em si e da lateralidade, ambas as mamas apresentam um risco de 13-17% ao longo da vida.

Page et al[79] referem que o risco de cancro atribuído a uma história familiar positiva nos casos de hiperplasia atípica é duas vezes superior ao estimado. O estudo do Projeto de Demonstração da Deteção do Cancro (BCDDP) sobre hiperplasia da mama sem antecedentes familiares também observou resultados semelhantes.

4. Para atribuir o risco, foram propostos dados insuficientes para o papiloma solitário ou o seio lactífero e a lesão cicatricial radical.

Lynn C. Hartmann et al estratificaram o risco acrescido associado à lesão proliferativa com atipia e os resultados finais revelaram que a história familiar é um fator de risco independente.[80]

A TRH aumenta o risco de desenvolvimento de cancro da mama, mas não se observa o mesmo em mulheres com doença mamária proliferativa com ou sem atipia.

CAPÍTULO 3. FINALIDADE E OBJECTIVOS

OBJECTIVO DO ESTUDO:

Identificar o título do anticorpo recetor de TSH e os níveis de T3 livre em mulheres com cancro da mama e tumores benignos da mama.

OBJECTIVOS:

- Estudar os anticorpos do recetor estimulante da tiroide (TSHR Ab) e os níveis de T3 livre no cancro da mama e nos tumores benignos da mama.

- Identificar a importância da sua estimativa no cancro da mama e nos tumores benignos da mama.

CAPÍTULO 4. METODOLOGIA DE INVESTIGAÇÃO

Local:

Departamento de Cirurgia Geral Saveetha Medical College & Hospital Chennai. Todos os doentes do estudo estavam internados na enfermaria de cirurgia geral.

Doentes e métodos:

O estudo incluiu 87 pacientes, das quais 29 mulheres sem qualquer doença da mama, 29 mulheres com tumores benignos da mama e 29 mulheres com cancro da mama admitidas entre 2015-2016.

Critérios de inclusão:

Foram incluídas no estudo mulheres com todos os estádios de cancro da mama, tumores benignos da mama, mulheres normais sem evidência de doença da mama após exame clínico da mama.

Investigações:

Foram efectuados os seguintes exames em todos os doentes.

- Anticorpo para o recetor de TSH

- FT3

Autorizado:

Foi obtido o consentimento informado dos doentes antes da sua inclusão no estudo.

Aprovação do Comité de Ética:

O comité de ética do Saveetha Medical College and hospital aprovou o protocolo e o estudo (n.º 009/05/2015/IEC/SU) com data de 28/05/2015.

Análise estatística: Foi efectuada utilizando o pacote estatístico SPSS, versão 17 para Microsoft Windows. Todos os dados tinham uma distribuição normal e foram efectuados testes paramétricos.

As estatísticas descritivas foram apresentadas em números e percentagens. Os dados foram expressos em média e DP. Foi utilizada uma análise de variância unidirecional com um post hoc Tukey HSD para dados contínuos normalmente distribuídos. Foi utilizado um teste do qui-quadrado para a comparação entre dois atributos. O valor P bilateral inferior a 0,05 foi considerado estatisticamente significativo.

CAPÍTULO 5. RESULTADOS

Resumo do teste:

Foi incluído neste estudo um número total de 87 doentes. Destas, 29 mulheres eram controlos saudáveis, 29 mulheres com tumores benignos da mama e 29 mulheres com cancros da mama. A idade das doentes variava entre os 20 e os 92 anos.

Todos os doentes foram estudados sem qualquer doença da tiroide conhecida.

O T3 livre no soro e o TSHR Ab foram determinados em controlos saudáveis, mulheres com tumores benignos da mama e cancro da mama.

As mulheres sem qualquer doença da mama ou da tiroide constituíram o grupo de controlo. Destas 29 doentes do grupo de controlo, 3 apresentavam níveis séricos elevados de T3 livre, 1 apresentava um valor diminuído do nível sérico de T3 livre e 2 apresentavam um nível elevado de anticorpos do recetor de TSH.

Entre as 29 doentes com tumores benignos da mama, não se registou qualquer elevação dos níveis de TSHR Ab ou de T3 livre no soro, o que indica que não há associação entre TSHR Ab ou T3 livre e tumores benignos da mama.

Das 29 doentes com cancro da mama, 6 tinham níveis elevados de anticorpos contra o recetor da TSH e 1 tinha um nível elevado de T3 livre no soro, o que indicava a associação dos anticorpos contra o recetor da TSH com o cancro da mama.

TABELA - 3 PARÂMETROS DA POPULAÇÃO EM ESTUDO

PARÂMETRO	CONTROLOS MÉDIA±SD (GRUPO I)	TUMORES BENIGNOS MÉDIA ± SD (GRUPO II)	CANCRO DA MAMA MÉDIA ± SD (GRUPO III)	VALOR P
FT3 (2-4,4 pg/ml)	3.06±0.82	3.29±0.41	3.01±0.61	0.206 (NS)
TSHRAb (<1,22Iu/l)	0.75±0.53	0.59±0.33	0.71±0.49	0.403 (NS)

FT3 (TRIIODOTIRONINA ISENTA DE SORO); TSHRAB (RECEPTOR DE TSH

Fig 19: NÍVEIS DE T3 LIVRE

	MEAN	SD
CONTROL	3.06	0.82
BENIGN	3.29	0.4
MALIGNANCY	3	0.6

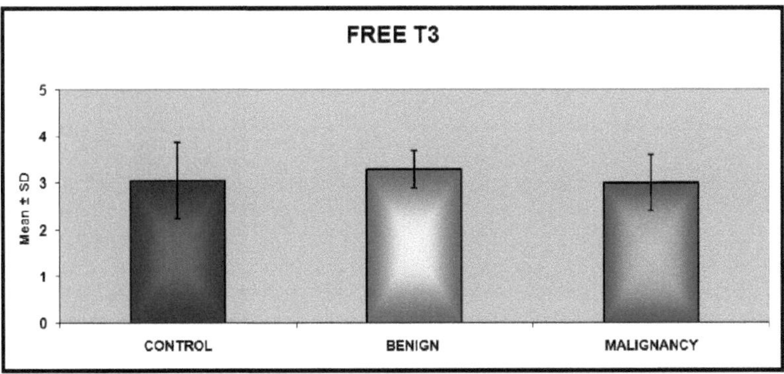

Fig. 20: Níveis de anticorpos TSHR

	MEAN	SD
CONTROL	0.75	0.53
BENIGN	0.59	0.33
MALIGNANCY	0.71	0.49

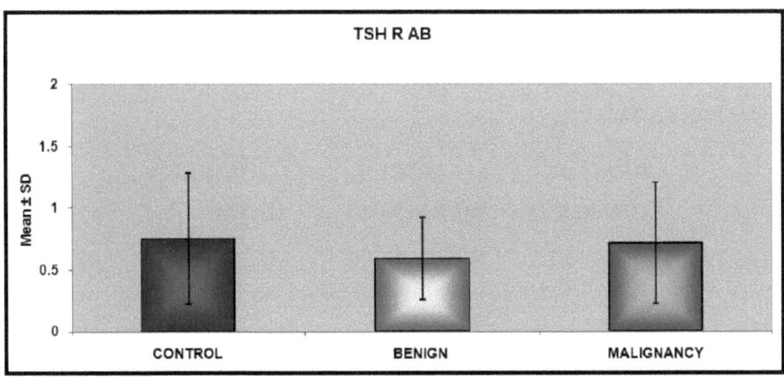

QUADRO 4: NÍVEIS DE FT3 NA POPULAÇÃO ESTUDADA

GRUPOS	GRUPO DE CONTROLO	TUMORES BENIGNOS	CANCRO DA MAMA	TOTAL
GAMA NORMAL	25 (86.2%)	29 (100.0%)	28 (96.6%)	82 (94.3%)
ELEVADO	3 (10.3%)	0 (.0%)	1 (3.4%)	4 (4.6%)
ABASTADO	1(3.4%)	0 (.0%)	0 (.0%)	1 (1.1%)
TOTAL	29 (100.0%)	29 (100.0%)	29 (100.0%)	87 (100.0%)

GAMA NORMAL DE T3 LIVRE: 2-4,4 pg/ml

Fig. 21: COMPARAÇÃO ENTRE T3 LIVRE E GRUPO

	CONTROL	BENIGN	MALIGNANCY
NORMAL	86.2	100	96.6
ELEVATED	10.3	0	3.4
ABASED	3.4	0	0

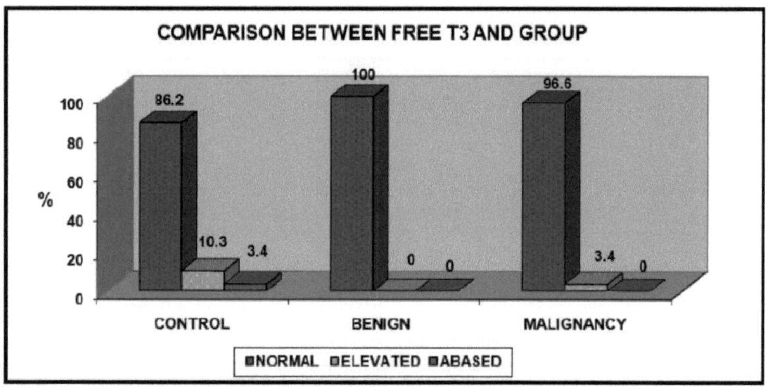

QUADRO 5: VALORES DE ANTICORPOS CONTRA O RECEPTOR TSH NA POPULAÇÃO ESTUDADA

GRUPOS	GRUPO DE CONTROLO	TUMORES BENIGNOS	CANCRO DA MAMA	TOTAL
GAMA NORMAL	27 (93.1%)	29 (100.0%)	23 (79.3%)	79(90.8%)
ELEVADO	2 (6.9%)	0 (.0%)	6 (20.7%)	8 (9.2%)
TOTAL	29 (100.0%)	29 (100.0%)	29 (100.0%)	87(100.0%)

Fig. 22: COMPARAÇÃO ENTRE TSHR AB E GRUPO

	CONTROL	BENIGN	MALIGNANCY
NORMAL	93.1	100	79.3
ELEVATED	6.9	0	20.7

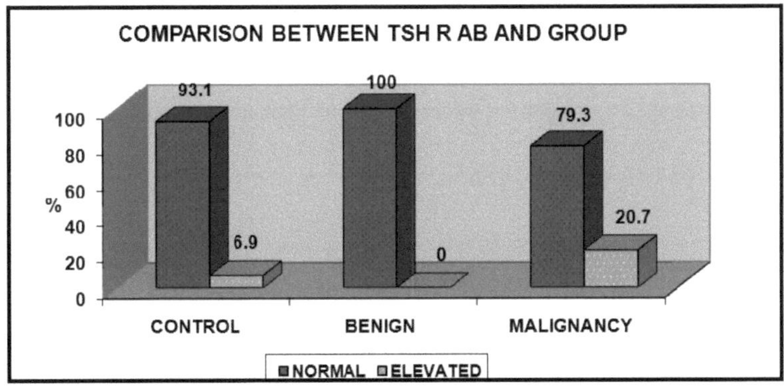

QUADRO 6: IDADE MÉDIA DOS TRÊS GRUPOS

GRUPO	GRUPO DE CONTROLO	TUMORES BENIGNOS	CANCRO DA MAMA
IDADE	45.14±13.58	31.25±8.61	51±14.29

CAPÍTULO 6. DEBATE

O TSH R Ab é um determinante positivo do cancro da mama.

A prevalência de TSHR Ab no cancro da mama é de 20,7%

No presente estudo, entre 29 doentes com cancro da mama, 6 doentes foram consideradas positivas para o TSHR Ab.

Os níveis de TSHR Ab foram significativamente mais elevados na nossa série em doentes com cancro da mama, em comparação com controlos e com doentes com tumores benignos da mama.

No presente estudo, o T3 livre não está associado ao cancro da mama ou a doenças benignas da mama.

A glândula mamária é derivada do ectoderma concentrador de iodeto[18] . A mama tem capacidade de absorção de iodeto para utilização como ingrediente do leite durante a lactação. [6, 81]

O aumento da ingestão de iodo é considerado um fator de proteção contra a ocorrência de cancro da mama[82]

A incidência do cancro da mama tem sido atribuída a diferenças na ingestão de iodo na dieta, tendo sido postulado o efeito do iodo na mama (Mittra I., 1976). [83]

A captação de iodeto nas células ductulares e alveolares da mama ocorre no mecanismo de transporte ativo através da glicoproteína - Na+/I- symporter (NIS)[84] .

A expressão do NIS ocorre em 80% a 90% dos casos de cancro da mama.

Os receptores de TSH estão presentes no tecido adiposo, que é abundante na glândula mamária (Davies tf. 1994).[85]

Além disso, alguns estímulos endócrinos identificados nos produtos da tiroide exercem uma ação simultânea sobre a mama e os vários anticorpos da tiroide que podem também interagir com receptores nos tumores da mama.

Os anticorpos da tiroide podem interagir com os receptores dos tumores da mama.[86] Pode ocorrer uma interação entre o TSHR Ab e o cancro da mama, comum no tecido adiposo.[87]

A expressão do recetor de TSH é comum no cancro da mama, com maior prevalência no cancro da mama de baixo grau.[14] No nosso estudo, os níveis de TSHR Ab foram significativamente mais elevados no cancro da mama em comparação com a doença benigna da mama e os controlos. Estes níveis são determinantes positivos do cancro da mama. Por conseguinte, sugerimos que o TSHR Ab pode ser considerado um preditor positivo para o desenvolvimento subsequente de cancro da mama.

No entanto, é necessária mais investigação para avaliar o mecanismo que liga o cancro da mama e o TSHR Ab.

A principal limitação do nosso estudo foi a pequena dimensão da amostra.

São necessários mais estudos que incluam um grupo maior de doentes para confirmar os resultados (Ditsch et al., 2010; szychta et al., 2013). [88, 89]

CAPÍTULO 7. CONCLUSÃO

O presente estudo indica que os níveis séricos do anticorpo recetor da TSH são significativamente mais elevados em doentes com cancro da mama.

Estes resultados têm implicações não só para o rastreio de doentes, mas também para o desenvolvimento de novos marcadores de prognóstico.

São necessários mais estudos prospectivos de alta qualidade para explorar se os anticorpos do recetor de TSH são potenciais marcadores de prognóstico para doentes com cancro da mama.

BIBLOGRAFIA

1. Ferlay J, Bray F, sankila R e Parkin D : GLOBOCAN 2002. Cancer incidence, mortality and prevalence worldwide, version 2.0.2004; IARC press; Lyon.

2. Dinda S, Sanchez A, Moudgil V: Efeitos da hormona tiroideia semelhantes aos do estrogénio na regulação das proteínas supressoras de tumores, P53 e retinoblastoma, em células de cancro da mama. Oncogene 2002, 21:761-768.

3. Conde I, Paniagua R, Zamora J, Blanquez MJ, fraile B, Ruiz A, Arenas M1 : Influência dos receptores da hormona tiroideia na proliferação das células do cancro da mama. Ann oncol 2006, 17: 60-64.

4. Fiore E, Giustarini E, Mammoli C, Fragomeni F, Campani D, Muller I, Pinchera A e Giani C: valor preditivo favorável da autoimunidade da tiroide no cancro da mama altamente agressivo J Endocrinol Invest 30 (9) :734-738, 2007.

5. Turken O, Narln Y, Demlrbas S, onde ME, Sanyan O, Kandemlr EG, Yaylacl M, Ozturk A: Breast cancer in association with thyroid disorders. Breast cancer Res 2003, 5: R110-R113.

6. Hellevik Al, Asvold Bo, BJoro T, Romundstad PR, Nilsen TI, Vatten LJ: Thyroid function and cancer risk : a prospective population study cancer Epidemiol Biomarkers prev 2009, 18:570574.

7. TOSOVIC A, Bondeson AG, Bondeson L, Ericsson UB, Malm J, Manjer J: os níveis de triiodotironina medidos prospectivamente estão positivamente associados ao risco de cancro da mama em mulheres na pós-menopausa. Breast cancer Res 2010, 12:R33.

8. Siegler JE, Lix, Jones SD, Kandil E:Cancro da mama de início precoce numa mulher com doença de Graves. Int J clin Exp med 2012, 5:358-362.

9. Rasmussson B, feldt-Rasmussen U, Hegedus L, perrild H, Bech K e Hoier-madsen M: Thyroid function in patients with breast cancer. Eur J cancer clin oncol 23:553-556, 1987.

10. Coebergh JWW, Janssen-Heijnen MLG, Louwman WJ e Voogd Ac (eds): incidência,

tratamento e sobrevivência do cancro no sul dos Países Baixos 1995-1999: A Report of the Eindhoven cancer Registry with cross-border implications 2001. Comprehensive cancer centre south (1kz), Eindhoven.

11.   Schernhammer ES, Laden F, Speizer FE, Willett WC, Hunter DJ, Kawachi I e colditz GA: Rotating night shifts and risk of breast cancer in women participating in the Nurse's Health study; J Natl cancer Inst 93:1563-1568, 2001.

12.   Smyth PPA, shering SG, Kilbane MT, Murray MJ, Mc Dermot EWN, Smith Df e O'Higgings NJ: Serum thyroid peroxidise antibodies, thyroid volume, and outcome in breast carcinoma. J clin Endocrinol metab 83:271 1-2716, 1998.

13.   Shering SG Zbar AP, Moriarty M, McDermott EWM, O' Higgins NJ e smith PPA: Thyroid disorders and breast cancer. Eur J cancer pre 5:504-506, 1996.

14.   Oh HJ, chung JK, Kang JH, Kang WJ, NohDy, park IA, Jeong JM, Lee Ds, Lee Mc: A relação entre a expressão do gene do simportador de sódio/iodeto e o estado dos receptores hormonais no tecido do cancro da mama humano. Cancer Res Treat 2005, 37:247-250.

15.   Munoz JM, Gorman CA, Elveback LR, wentz JR: Incidência de neoplasias malignas de todos os tipos em doentes com doença de Grave. Arch intern Med 1978, 138:944-947.

16.   Chen YK, Lin CL, Chang YJ, Cheng FT, Peng CL, Sung FC, cheng YH, kao CH: risco de cancro em doentes com doença de Graves: um estudo de coorte a nível nacional. Thyroid. No prelo.

17.   Hardefeldt PJ, Eslick GD, Edirimanne S: A doença benigna da tiroide está associada ao cancro da mama: uma meta-análise. Breast cancer Res Treat 2012, 133:1169-1177.

18.   Venturi S: Existe um papel para o iodo nas doenças da mama? Breast 2001, 10 : 379-382.

19.   Jiskra J, Limanova Z, Barkmanova J, Smutek D, fried mannova Z: Doenças auto-imunes da tiroide em mulheres com cancro da mama e cancro colorrectal. Pysiol Res 2004, 53: 693-702.

20.   Smyth PP: The thyroid, iodine and Breast cancer (A tiroide, o iodo e o cancro da mama). Breast

cancer Res 2003, 5: 235-238.

21.   Giani C, fierabracci P, Bonacci R, Gigliotti A, Campani D, De negri F, Cecchetti D, Martino E, pinchera A: Relationship between breast cancer and thyroid disease : relevance of autoimmune thyroid disorders in breast malignancy. J clin Endocrinol metab. 1996, 81:990-994.

22.   Smyth PPA, shering S, Kilbane MT, Murray MJ, Mc Dermott EWM, Smith DF, O'Higgings NJ: Serum thyroid peroxidase autoantibodies, thyroid volume, and outcome in breast cancer. J clin Endocrinol metab 1998, 83:2711-2716.

23.   Kuijpens JL, Nyklictek I, Louwman MW, Weetman TA, Pop VJ, Coebergn JW: O hipotiroidismo pode estar relacionado com o cancro da mama em mulheres pós-menopáusicas. Thyroid 2005, 15:1253-1259.

24.   Simon MS, Tang MT, Bernstein L, Norman SA, Weiss L, Burkman RT, Daling JR, Deapen D, folger SG, Malone K, March banks PA, McDonald JA, Strom BL, Wilson HG, Spirtas R: Do thyroid disorders increase the risk of breast cancer? Cancer epidemiol Biomarkers prev 2002, 11:1574-1578.

25.   Latif R, Morshed SA, Zaidi M, Davies TF: O recetor da hormona estimulante da tiroide: Impacto da hormona estimulante da tiroide e dos anticorpos do recetor da hormona estimulante da tiroide na multimerização, clivagem e sinalização. Endocrinol metab clin North AM 2009, 38: 319-341.

26.   Zakarija M, Mckenzie JM: O espetro e o significado dos auto-anticorpos que reagem com o recetor da tirotropina. Endocrino metab clin North Am 16:343, 1987.

27.   Edans, G, Masssart C, Hody B, et al: duração óptima do tratamento com fármacos antitiroideus determinada pelo ensaio do anticorpo estimulador da tiroide em doentes com doença de Grave. BMJ 298:359, 1989.

28.   Jaume JC, Kakinuma A, Chaenbalk GD et al: Os auto-anticorpos do recetor da tirotropina no soro estão presentes em níveis muito mais baixos do que os auto-anticorpos da peroxidase da tiroide: Analysis by flow cytometry. J clin Endocrinol Metab 82:500, 1997.

29. De forteza R, smith CU, Amin J, et al: visualization of the thyrotropin recetor on the cell surface by potent autoantibodies (published erratum appears in J clin Endocrinol Metab 78:376, 1994). J clin Endocrinol Metab 78:1271, 1994.

30. Costalgliola S, Morgenthaler NG, Hoermann R, et al: O ensaio de segunda geração para o recetor da tirotropina tem uma sensibilidade de diagnóstico superior para a doença de Grave. J clin Endocrinol Metab 84:90, 1999.

31. Sadow PM, Chassande O, Gauthier K, et al: specificity of thyroid hormone recetor subtype and steroid recetor coactivator-1 on thyroid hormone action, Am J physiol Endocrinol Metab 284 : E 3646, 2003.

32. Hernandez A, St Germain DL: Thyroid hormone deiodinases : physiology and clinical disorders, curr opin pediatr 15: 416-420, 2003.

33. Koenig RJ: ubiquitinated deiodinase:not dead yet, J clin invest 112:145, 2003.

34. Dumit rescu AM, Liao XH, Best TB, et al : Uma nova síndrome que combina anomalias neurológicas e da tiroide está associada a mutações num gene do transportador de monocarboxilato, AM J Hum Genet 74:168-175, 2004.

35. Refetoff S, Dumitrescu AM: syndromes of reduced sensitivity to thyroid hormone: genetic defects in hormone receptors, cell transporters and deiodination, Best pract Res clin Endocrinol Metab 21:277-305, 2007.

36. Nelson JC, Tomei RT: Diret determination of free thyroxin in undiluted serum by equilibrium dialysis / radioimmunoassay, clin chem 34:1737-1744, 1988.

37. Ferlay J, Soerjomataram I, Ervik M et al (2013). GLOBOCAN 2012 VI. O, incidência e mortalidade por cancro em todo o mundo: IARC cancer Base No: 11 [Internet]. Lyon, França: Agência Internacional de Investigação do Cancro.

38. Shanta V, Swaminathan R, Nalini S, et al. Registo de cancro baseado na população, Instituto

do Cancro (WIA), Chennai. In. Two year report of the population based cancer registries, 1999-2000. Nova Deli: Programa Nacional de Registo do Cancro, Conselho Indiano de Investigação Médica; 2005.P. 160-195.

39.   Seidman H, Gleb SK, sliverberg E et al. Survival experience in breast cancer Detection Demonstration Project (experiência de sobrevivência no projeto de demonstração de deteção do cancro da mama). CA cancer J clin 1987;37:258-290.

40.   Breasted JH: O papiro cirúrgico de Edwin Smith. Biblioteca de clássicos da medicina, Vol III. Chicago, University of Chicago Press, 1930.

41.   Halstead WS: Os resultados de operações radicais para a cura do cancro da mama. Ann cirurg 1907;46:1-5.

42.   Fischer B. Investigação laboratorial e clínica do cancro da mama - uma aventura pessoal. Cancer Research 1980;40(11):3863-3874.

43.   Hellman S, Heimann R. The clinical significance of tumour progression: breast cancer as a model. Cancer J 2000;6(2): 131-133.

44.   Walter e Israel pathology, 7th edition.

45.   Robbin's pathologic basis of disease, cotran, kumar e Robbins 5th edition, 1089-1110.

46.   Princípios do cancro e prática da oncologia, Vincent T. Devita Jr 7th edition.

47.   M.D. Anderson surgical oncology Handbook 2nd edition: Barry N feig.

48.   Manual de oncologia clínica-4th edition : Dennis A casciato.

49.   Kim T, Giuliano AE lyman GH. Lymphatic mapping and sentinel lymph node biopsy in early stage breast carcinoma: a meta analysis cancer 2006;106(1):4-16.

50.   Diagnosis and management of cancer, Ashok Mehta e S.C. Bansal, 1st edition.

51.   Projeto de demonstração de deteção do cancro da mama, 1997.

52.   Martin AM, Weber BL; Genetic and hormonal risk factors in breast cancer, Natl cancer inst 92;1126, 2000.

53.   Lagios MD, page DL; In situ carcinomas of the Breast; ductal carcinoma in situ, paget's disease, lobular carcinoma in situ; in Bland KI, Copeland EM III (eds); The breast; comprehensive management benign and malignant diseases. Filadélfia, WB saunders, 1998, p. 261.

54.   Marbito A, magnani E, Gion M et al; prognostic and predictive indicators in operable breast cancer 3:381, 2003.

55.   Schrag D, Kuntz KM, Garber JE, et al: Decision analysis-effects of prophylactic mastectomy and oophorectomy on life expectancy among women with BRCA 1 or BRCA 2 mutations. N Engl J Med 336; 1465, 1997.

56.   Hartmann LC, Schaid DJ, woods JE, et al. Efficacy of bilateral prophylactic mastectomy in women with a positive history of breast cancer. N Engl J Med 1999;340 (20;77-84).

57.   Haagensen, C.D., Diseases of the breast, 3rd ed. Filadélfia, W.B. Saunders, 1986.

58.   Harris, J.R., Hellman, S., Henderson, I.C., and Kinne, D.W. Breast diseases, 2nd ed Philadelphia, J.B. Lippincott, 1991.

59.   Fisher B Jeong JH, Dignam J, et al. Conclusões de estudos NSABP recentes sobre o cancro da mama em estádio I. J Natl cancer inst Monogr 2001;30 62-6.

60.   Sabiston textbook of surgery, 18th edition.

61.   Clinical oncology, 3rd edition, Elsevier, Churchill and Livingstone.

62.   Early breast cancer triallist's collaborative group: systemic treatment of early breast cancer by hormonal, cytotoxic or immunotherapy (133 ensaios aleatórios envolvendo 31.000 recorrências e 24.000 mortes em 75.000 mulheres). Lancet, 339:1 e 71, 1998.

63.   Schwartz principles of surgery-8th edition.

64.   Oxford text book of surgery - volume 1, Morris and Malt, 789-844.

65. Conferência de desenvolvimento de consenso sobre o tratamento do cancro da mama precoce, J. Natl. Cancer inst. Monogr., Vol. 11, 2006.

66. Garvey PB, Buchel EW, Pockaj BA, et al. Pedicled TRAM flap and out comes. Plast Reconstr surgery 2006;117(6): 1711-9.

67. Fiser, B., Slack, N., Katrych, D., et al: Resultados de dez anos de acompanhamento de doentes com carcinoma da mama num ensaio clínico cooperativo que avalia a quimioterapia adjuvante cirúrgica. Surg. Gynaecol. Obste., 140:528, 1975.

68. National Insititute of health consensus Development panel on adjuvant chemotherapy and endocrine therapy for early breast cancer: Introdução e conclusões. NCI Monogr., 1:1, 2006.

69. Vicini, F. A., Recht, A., Abner A., et al. Recurrence in the breast following conservative surgery and radiation therapy for early breast cancer. Monogr. Natl Cancer inst., 11:33, 2003.

70. Grodstein F. Stampfer MJ, coldity GA, et al : Post menopausal hormone therapy and mortality. N : Engl J Med 336:1769, 1997.

71. Wr. K. Brown, P; Is low dose tamoxifen useful for the treatment and prevention of breast cancer. J Natl cancer inst 95;766,2003.

72. Wooster R. Weber BL; Cancro da mama e do ovário. N Engl J Med 348 : 2339, 2003.

73. Breasted JH: The Edwin smith surgical papyrus. Classics of Med lib, Vol 3, Chicago, 1930, University of Chicago Press.

74. Bailey, amor. Short practice of surgery. Editores, RCG Russell, Norman S. Williams e Christopher JK Bulstrode, Arnold publications, 24th Edn, capítulo 55, página 824-846.

75. Velpeau AALM: Traite des Maladies du sein et de la Region Mammaire, paris, 1854, V Masson.

76. Frykberg Eric R., Bland Kirby I., "Evolution of surgical principles and techniques for the management of breast cancer". Capítulo 39, The breast-comprehensive management of benign and

malignant disease, 2nd Edn, Vol.2 Bland Kirby I., Copeland III Edward M., W.B. Saunders company, Philadelphia, 1998; 766-801 PP.

77.   Egan RL: Experience with mammography in a tumour insititution, radiologia 25:894, 1960.

78.   Hughes LE, Mansel RE, Webster DJT. Abberation of normal development and involution (ANDI): Uma nova perspetiva na patogénese e nomenclatura das doenças benignas da mama. The lancet 1987 ; 1316-1319.

79.   Page DL., Anderson TJ: MISCELLANEOUS, non neoplastic conditions in diagnostic histopathology of the breast, EDINBURGH, 1987, Churchill Livingstone.

80.   Lynn C. Hartmann et al, N Engl J Med 2005:353:229-237, 21 de julho de 2005.

81.   Zygmunt A, Adamczewski Z, Wojciechowska - Durczynska K, Cyniak-Magierska A, Krawczyk- Rusiecka K, Zygmunt A, Karbownik-Lewinska M, Lewinski A: Avaliação da eficácia da profilaxia com iodo na Polónia com base no exame de crianças em idade escolar que vivem na cidade de apoczno (Lodz Voivod ship). Thyroid Res 2012, 5:23.

82.   Mittra I, Perrin J, Kumaoka S: Tiroide e outros auto-anticorpos em mulheres britânicas e japonesas: um estudo epidemiológico do cancro da mama. BMJ 1976, 1:257-259.

83.   Mittra I., Perrin J, Kumaoka S. (1976), "Thyroid and other autoantibodies in British and Japanese women: an epidemiological study of breast cancer", BMJ I, 257-259.

84.   Beyer SJ, Jimenez RE, Shapiro CL, cho Jy, Jhiang SM: Será que as deficiências no tráfico da superfície celular explicam os níveis variáveis do simportador de iodeto de sódio da superfície celular no cancro da mama? Breast cancer Res Treat 2009, 115:205-212.

85.   Davies tf (1994), "the thyrotrophin receptors spread themselves around", J clin endocrinol metabol 79, 1232-1238.

86.   Dumont JE, Meanhaut C: Factores de crescimento que controlam a glândula tiroide. Baillieres clin Endocrinnol Metabol 1991, 5:727-753.

87. Ali A, Mir MR, Bashir S, Hassan T, Bhat SA: Relationship between the levels of serum Thyroid Hormones and the Risk of Breast cancer (Relação entre os níveis séricos de hormonas tiroideias e o risco de cancro da mama). J Biol Agr Health C 201 1, 2:56 -60.

88. Ditsch N, Liebhardt S, Von Koch F, et al (2010). Função tiroideia em doentes com cancro da mama. Anticancer Res, 30, 1713-7.

89. Szychta P, Szychta W, Gesing A, et al (2013). Os anticorpos do recetor de TSH têm valor preditivo para o cancro da mama - Análise retrospetiva. Thyroid Res, 6, 8.

PROFORMA

Nome:

Idade:

Sexo:

Religião:

Profissão:

Residência:

I.P. No:

Unidade:

D.O.A (data de admissão):

D.O.S (Data da cirurgia):

D.O.D. (data de quitação):

Principais queixas:

Alterações da tetina: corrimento/alterações recentes/descarga:

Qualquer outro inchaço:

Antecedentes:H/O inchaço semelhante:

História da ingestão de medicamentos: pormenores sobre os medicamentos:

História menstrual:

Historial conjugal:

História obstétrica anterior:

História familiar:

Exame geral:

Sinais vitais:

Exame local:

Inspeção:

Palpação:

Exame da axila:

Exame sistémico: CVS :

        RS :

        ABDOMEN :

Diagnóstico provisório:

Investigação: Hemograma, ureia, creatinina sérica, RBS, tipagem sanguínea, testes de função hepática,

Radiografia do tórax, USG Ambos os seios com axila, USG Abdómen

e pélvis, FNAC, biópsia trucut, mamografia.

Diagnóstico final:

Tratamento:

GRÁFICO-MESTRE

GRUPO DE CONTROLO

S.NO	NAME	AGE/SEX	IP NO	FREE T3 (2-4.4pg/ml)	FREE T4(0.8-2.0 ng/dl)	TSH(0.35-5.50miu/ml)	TSH R AB(upto1.22Iu/l)
1	NISHA	34/F	1508310085	3.01	1.39	0.529	0.382
2	SENBAGAVALLI	40/F	1509030305	4.59	1.66	2.04	0.431
3	SUSILA	40/F	1508080033	3.2	1.59	2.71	1.01
4	PANJALAI	64/F	1508310280	3.97	1.63	1.45	1.07
5	CHENNAMA	65/F	1508040033	3.74	1.51	0.886	0.419
6	DHARANI	36/F	1506130737	3.24	1.37	2.49	0.3
7	AMBIGA	53/F	1509020484	3.01	1.45	4.74	0.3
8	ANNAMMAL	50/F	1508260065	2.23	1.35	1.49	0.304
9	GOWRI	34/F	1509010066	3.1	1.67	6.79	0.3
10	SUNDHARI	60/F	1507171643	4.51	1.88	8.84	1.03
11	LAILA	50/F	1508270099	3.79	0.881	26.85	3.05
12	VINOTHINI	22/F	1508310166	2.41	1.25	0.484	0.3
13	ELLAMMAL	60/F	1508240053	5.2	1.33	10.14	0.817
14	LOGAMMAL	55/F	1509030048	3.04	1.24	2.33	0.421
15	GUNA	50/F	1506142240	2.54	1.17	2.15	0.414
16	MANJULA	32/F	1509030030	2.71	1.28	3.32	1.2
17	MANIMEGALAI	62/F	1508280034	2.28	1.17	0.734	1.27
18	JAYAMMA	56/F	1508170044	3.05	1.2	3.63	0.568
19	SASIKALA	42/F	1509040339	2.88	1.35	1.77	0.908
20	JOTHIYAMMAL	48/F	1508240130	2.93	0.831	28.2	0.845
21	JOTHI	45/F	1508050096	2.91	1.51	1.71	0.849
22	DEVAGI	52/F	1509100238	2.43	1.39	1.02	0.547
23	LATHA	41/F	1508310212	1.78	0.819	3.21	0.4
24	ANITHA	24/F	1509130080	4.31	1.48	5.28	0.582
25	SUNDARI	45/	150716776	2.12	1.11	0.811	1.03

S.NO	NAME	AGE/SEX	IP NO	FREE T3 (2-4.4pg/ml)	FREE T4(0.8-2.0 ng/dl)	TSH(0.35-5.50miu/ml)	TSH RAB(upto1.22Iu/I)
		F	2				
26	INDIRA	29/F	1405088676	2.37	1.23	3.93	0.972
27	ASHASISTER	21/F	1608170154	2.99	1.32	1.32	0.746
28	ELLAMMAL	70/F	1509110097	2.11	1.39	0.353	0.857
29	VENDA	29/F	1509021751	2.52	1.71	2.86	0.463

MULHERES COM TUMORES BENIGNOS DA MAMA

S.NO	NAME	AGE/SEX	IP NO	FREE T3 (2-4.4pg/ml)	FREE T4(0.8-2.0 ng/dl)	TSH(0.35-5.50miu/ml)	TSH RAB(upto1.22Iu/I)
1	REVATHI	21/F	1508240154	4.26	1.65	2.62	0.3
2	VALLI	29/F	1506139086	3.93	1.75	5.5	0.436
3	ANANDHI	35/F	1509110118	2.43	1.24	3.67	0.473
4	AMULU	33/F	1508310299	2.9	1.3	1.96	0.507
5	VIJAYALAKSHMI	35/F	1509030024	3.22	1.37	9.69	0.539
6	PAVITHRA	20/F	1512220204	3.39	1.37	3.47	1.17
7	NAGALAKSHMI	23/F	1601060013	3.44	1.12	0.926	0.9
8	MEGALA	43/F	1511270012	3.4	1.16	4.04	1.2
9	KANIMOZHI	33/F	1511130885	3.48	1.11	8.66	1.21
10	MANJU	26/F	1601290058	3.2	1.46	2.2	0.321
11	BRINDA	20/F	1601190142	3.08	1.22	3.16	0.3
12	NITHYA	24/F	1602020055	3.48	1.41	3.3	0.3
13	PUSPHA	37/F	1405092166	3.82	1.53	1.33	0.753
14	KAVITHA	36/F	1601190165	3.42	1.16	1.98	0.3
15	KOCHURANI	36/F	1601190161	3.44	1.34	2.53	0.3
16	GAYATHRI	20/F	1602110032	4.12	1.67	3.09	1.22
17	KANAMMA	26/F	1602060016	2.89	1.36	2.75	0.3
18	RAJALAKSHMI	33/F	1602020063	3.66	1.37	4.58	0.3
19	SELVI	42/F	1609080220	3.14	1.54	2.34	0.926
20	KALAIVANI	31/	160908022	3.21	1.61	1.23	1.13

			1				
21	SASI	20/F	151026004 1	3.12	1.3	20.58	0.3
22	SARASWATHY	45/F	160211016 8	3.46	1.57	1.95	0.476
23	CHANDRALEKA	50/F	151224019 7	3.14	1.36	10.36	0.3
24	SUJATHA	33/F	150204350 8	2.94	1.67	1.96	0.3
25	SEETHA	35/F	160426009 4	3.26	1.38	2.47	0.672
26	DEEPA	20/F	150930004 2	2.82	1.73	3.08	0.552
27	MANJU	30/F	150717330 3	3.1	1.28	2.6	0.744
28	SINDHU	27/F	160502020 4	3.03	1.22	12.05	0.643
29	SUJATHA	43/F	160510020 1	2.71	1.47	1.07	<0.300

MULHERES COM CANCRO DA MAMA

S.NO	NAME	AGE/SEX	IP NO	FREE T3 (2-4.4pg/ml)	FREE T4(0.8-2.0 ng/dl)	TSH(0.35-5.50miu/ml)	TSH RAB(upto1.22Iu/l)
1	BOMMI	42/f	150920002 2	3.14	1.03	5.08	1.27
2	GOVINDAMMA L	39/F	150512423 9	3.12	1.32	10.48	0.482
3	DHANAVATHY	92/F	150831018 1	2.43	1.33	1.83	0.736
4	USHA	52/F	150831005 8	2.98	1.18	6.76	0.411
5	PADMA	48/F	160125030 4	3.29	1.43	1.18	0.3
6	DHARANI	40/F	160201004 9	2.58	1.42	3.33	0.475
7	SASIKALA	31/F	160908022 2	2.8	1.11	1.77	0.471
8	DEVAGI	38/F	160908022 3	5.02	1.39	1.41	0.669
9	JANAKI	38/F	160212007 9	3.16	1.45	3.34	0.3
10	VIJAYA	50/F	140507897 3	3.8	1.53	0.463	1.82
11	KOMALA	36/F	160229010 4	3.15	1.12	2.27	0.524
12	NAVANEETHAM	60/F	151124021 6	3.79	0.974	13.4	0.778
13	KALPANA	44/F	160321024 5	3.22	1.45	3.54	0.409
14	MYTHILI	46/F	160402017 8	2.55	1.55	1.34	0.312
15	RAZIYA BANU	40/	160420004	2.27	1.14	1.63	1.38

		F	3				
16	AVAMMA	53/F	1603140148	2.48	1.03	1.73	1.42
17	JOTHIKIMSINGH	35/F	1605020064	3.24	1.05	7.6	0.306
18	CHANDRA	45/F	1604110105	2.83	1.3	4.16	0.403
19	NILUFAYASMIN	55/F	1605130024	3.07	0.78	9.84	0.525
20	KANNIYAMMAL	70/F	1605181089	2.41	1.2	1.51	0.514
21	RANI	65/F	1605181089	3.04	1.24	6.88	0.358
22	VASANTHA	40/F	1605020106	3.57	1.26	1.37	1.98
23	CHANDRA	58/F	1605020019	2.53	1.25	3.48	1.747
24	PARVATHAMAL	70/F	1609080224	3.47	1.35	3.22	0.301
25	ETHIRAJAMMAL	71/F	1603260060	2.24	1.22	2.66	0.422
26	AGILANDAM	60/F	1606150059	2.24	1.12	2.42	0.76
27	MALLIGA	60/F	1602020269	2.79	1.48	2.11	0.664
28	ANDAL	66/F	1407136592	2.38	0.987	10.08	0.587
29	MALARVIZHI	35/F	1602230255	3.63	1.28	5.34	<0.300

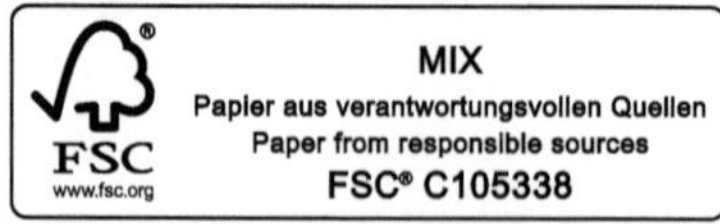

Printed by Books on Demand GmbH, Norderstedt / Germany